Francisco Cazorla Albrecht

Der Stellenwert der Ethik in der Pflegeausbildung: Stufenmodell der Entwicklung einer ethischen Kompetenz

Diplomica® Verlag GmbH

Cazorla Albrecht, Francisco: Der Stellenwert der Ethik in der Pflegeausbildung: Stufenmodell der Entwicklung einer ethischen Kompetenz, Hamburg, Diplomica Verlag GmbH 2010

ISBN: 978-3-8366-9110-9
Druck: Diplomica® Verlag GmbH, Hamburg, 2010

Bibliografische Information der Deutschen Nationalbibliothek:
Die Deutsche Nationalbibliothek verzeichnet diese Publikation in der Deutschen Nationalbibliografie; detaillierte bibliografische Daten sind im Internet über http://dnb.d-nb.de abrufbar.

Die digitale Ausgabe (eBook-Ausgabe) dieses Titels trägt die ISBN 978-3-8366-4110-4 und kann über den Handel oder den Verlag bezogen werden.

Inhaltsverzeichnis:

Einleitung

Der Pflegeberuf hat sich in den letzten Jahren gewandelt. Ein neues berufliches Selbstverständnis, begünstigt durch die Akademisierung, sorgt für neue Perspektiven und Blickwinkel im pflegerischen Alltag. Die Pflegenden fordern immer mehr als eigene Profession, mit allen Rechten und Pflichten, wahrgenommen zu werden und nicht mehr als Anhängsel der Medizin. Durch das neue Krankenpflegegesetz welches 2004 in Kraft trat, ist ein weiterer Schritt in diese Richtung erfolgt. Es werden dem Pflegeberuf eigenverantwortliche Handlungsbereiche zugeschrieben (§ 3 Abs. 2 Satz 1KrPflG) in denen die Pflegefachkräfte selbstbestimmt entscheiden können und dürfen. Diese Möglichkeit, in ganz neuer Form für sein Handeln Verantwortung zu übernehmen, hat der Betrachtung des pflegerischen Handelns aus ethischer Sicht eine neue Dimension verliehen. Denn diese Bereitschaft verantwortlich und ethisch Kompetent zu handeln muss schon in der Berufsausbildung entwickelt und gefördert werden. Daher gilt es zunächst auf den Stellenwert der Ethik und ethischen Kompetenzentwicklung in der Pflegeausbildung zu schauen. Das vorliegende Buch befasst sich daher mit Ausführungen ausgewählter Literatur zu den Bereichen der Ethik bzw. Pflegeethik, sowie mit den Fragen der ethischen Kompetenzentwicklung. Weiter findet eine Betrachtung von drei Landeslehrplänen für die Gesundheits- und Krankenpflegeausbildung statt, mit dem Ziel eine Aussage darüber geben zu können, in wie weit Ethik und eine ethische Kompetenzentwicklung in der Ausbildung eine Rolle spielt. Am Ende werden meine eigenen Ideen zur inhaltlichen und methodischen Gestaltung des Ethikunterrichts dargestellt. Der Fokus liegt dabei immer auf der ethischen Kompetenzentwicklung.

Kapitel 1
Die Orientierung

In diesem Kapitel geht es um eine Orientierung zu dem Thema der Ethik, Pflegeethik und ethischen Kompetenz. In vielerlei Literatur finden sich Aussagen zu diesen Begriffen. Daher gilt es zunächst einmal zu schauen wie diese Begriffe definiert und beschrieben werden. Wobei hier eine differenziertere Betrachtung des Themas Ethik in der Pflege angestrebt wird. Mit Hilfe der gefundenen Aussagen und Definitionen, soll folgenden Fragen nachgegangen werden:

- Wie können Pflegende eine ethische Kompetenz entwickeln?
- Wozu sollte der Ethikunterricht befähigen?
- Wie kann eine ethische Kompetenz geschult werden?

Dazu werden zu den folgenden Begriffen verschiedene Aussagen und die Definitionen betrachtet.

1. Ethik	Moral / Ethos / Gewissen / Verantwortung
2. Pflegeethik	Pflegeethos / Prinzipien der Pflegeethik
3. Ethische Kompetenz	

Vorab möchte ich noch darauf hinweisen, dass die gewählten Definitionen oder Erklärungen nicht die einzig wahren oder richtigen sind. Sie sollen vielmehr dazu dienen eine Orientierung zu bekommen, um Antworten auf die oben gestellten Fragen zu finden. Da mein Schwerpunkt auf dem Stellenwert der Ethik und ethischen Kompetenzentwicklung in der Pflegeausbildung liegt, achtete ich darauf, dass die gewählten Definitionen und Erklärungen von Autoren stammen, die sich mit Ethikfragen im Gesundheitswesen bzw. in der Pflege befassen.

1.1 Definitionen und Aussagen

1.1.1 Ethik   Moral / Ethos / Gewissen / Verantwortung

<u>Ethik</u>

Die Bezeichnung Ethik geht auf den griechischen Philosophen Aristoteles (384-324 v. Chr.) zurück. „Er spricht von ta ethika, der Sittenlehre. Dabei geht es ihm um die Erörterung der Frage, welche Güter erstrebenswert sind, um ein glückseliges Leben zu führen." (Dallmann 2001, Seite 6) „Die Ethik hat sich seit dieser Zeit als ein Teil der Philosophie und der Theologie entwickelt und dort eine Vielzahl von Begriffen, Methode, Ansätzen und Theorien hervorgebracht." (Steinkamp/Gordijn 2005, Seite. 40).

Definition:

„Ethik ist die selbstreflexive **Theorie der Moral**, d.h. die Reflexion, welche das menschliche Handeln anhand der Beurteilungsalternativen von **Gut und Böse** bzw. Gut und Schlecht auf seine Sittlichkeit hin überprüft."
(Körtner 2004, Seite 16)

„Ethik ist … das methodische Nachdenken über die Moral."
(Steinkamp/Gordijn 2005, Seite. 40)

„Ethik ist die **methodische Untersuchung unterschiedlicher moralischer Aussagen** oder Systeme mit dem Ziel, sie in Verbindung mit ihren Grundannahmen systematisch darzustellen. **Ethik ist also die Theorie oder die Philosophie der Moral.**"
(Hick 2007, Seite 273)

Moral

„In der Fachsprache der Ethik wird dies auch bezeichnet als die Gesamtheit der geltenden Werte, Normen, und Tugenden. Der Geltungsbereich kann sich dabei auf die Gesellschaft insgesamt, eine Organisation, eine Berufsgruppe oder auch auf ein einzelnes Individuum beziehen." (Steinkamp/Gordijn 2005, Seite. 40)

Definition:

„Moral ist die Gesamtheit der Überzeugungen, Argumentationsweisen und Grundhaltungen in Bezug auf das menschliche Handeln, soweit diese als gültig angesehen werden." (Steinkamp/Gordijn 2005, Seite. 40)

„Unter Moral versteht man Regeln, Wertmaßstäbe (Normen) und Sinnvorstellungen, die das Handeln eines Einzelnen oder einer Gesellschaft leiten." (Hick 2007, Seite 272)

Ethos

Der Begriff des Ethos bezeichnet die Verhaltensnormen der gesamten Gesellschaft oder einer Gruppe, die aufgrund von Tradition akzeptiert und stabilisiert werden (vgl. Körtner, 2004, Seite 17).
Das Ethos einer Kultur oder eines Berufes umfasst also Werte, Normen und Vorschriften, die von Angehörigen einer Gruppe für gültig und für ihre Handlungen maßgeblich gehalten werden.

Definition:

„Unter Ethos versteht man Regeln und Wertvorstellungen, die in einer Gruppe oder einer Gemeinschaft auf der Basis einer kulturellen Überlieferung als gültig und für die Gruppe identitätsstiftend angesehen werden."
(Hick 2007, Seite 273)

Zusammenfassend könnte man sagen, dass es bei der Ethik um das Hinterfragen und Untersuchen der gewachsenen und akzeptierten Werte und Normen einer menschlichen Gruppierung geht. Diese Werte und Normen stehen für das Verständnis von „Gut und Böse", sowie „Falsch und Richtig" und bilden somit in einer menschlichen Gruppierung den Maßstab für moralisches Handeln.

<u>Für den Ethikunterricht hieße das:</u>

- Die Reflexionsfähigkeit zu fördern
- Wissen über die zu hinterfragenden Werte und Normen zu vermitteln
- Aneignen von methodischem und systematischem Möglichkeiten zur Bearbeitung ethischer Fragen

Die folgenden zwei Begriffe (Verantwortung / Gewissen) sind sowohl ein wichtiger Bestandteil der Ethik als auch der Pflegeethik. Im Krankenpflegegesetz von 2004 werden dem Beruf Verantwortungsbereiche zugesprochen. Daher ist es wichtig sich mit den Begriffen Verantwortung und Gewissen auseinander zusetzen.

<u>Verantwortung</u>

„Der innere Zusammenhang von Pflichtenlehre, Tugendlehre und Güterlehre wird in der neueren Ethik auch durch den Begriff der Verantwortung zum Ausdruck gebracht." (Körtner (2004), Seite 26)
„Wie für die Medizinethik allgemein ist auch für die Pflegeethik der Begriff der Verantwortung grundlegend. Das Berufsrecht für Pflegeberufe unterscheidet zwischen dem eigenverantwortlichen, dem mitverantwortlichen und dem interdisziplinären Tätigkeitsbereich." (Körtner, 2004, Seite. 94)
Auch wenn Körtner hier das Berufsrecht in Österreich beschreibt, trifft diese Aussage auf Deutschland ebenso zu. Die Begriffe der Eigenverantwortung und Mitverantwortung finden sich im Krankenpflegegesetz von 2004 genauso.

Definition:

"Verantwortung lässt sich am besten als >> Antwort auf Ansprüche << des Anderen verstehen. Ein Antworten, das nicht verbal sein muss" (Hick 2007, Seite 308)

Gewissen

"Jeder Begriff von Moral und von Ethik setzt voraus, dass es moralische bzw. zur Moral fähige Subjekte gibt. Maßstab für die moralische bzw. die ethische Urteilsbildung ist, ob eine bestimmte Handlungsweise die personale Integrität der an ihr beteiligten oder von ihr betroffenen Handlungssubjekte achtet und fördert oder aber missachtet und verletzt." (Körtner 2004, Seite. 18)
"Die Instanz, durch die wir unserer personalen Integrität oder auch ihrer Verletzung bewusst werden, nennen wir Gewissen. Moralisch handeln heißt, seinem Gewissen zu folgen, das freilich irren kann, weshalb alle Moral zweideutig bleibt". (Körtner 2004, Seite. 19)

Definition:

"Das Gewissen ist ein Vermögen, mittels dessen der Mensch in der Lage ist, sein praktisches Wissen, das ihm Orientierung im Handeln gibt, intuitiv, spontan und unter Umständen mit großer Intensität zu erfahren. Das Gewissen zeigt an, ob eine Handlungsweise mit demjenigen übereinstimmt (oder nicht übereinstimmt), was sich als das Wertgerüst und als Lebenskonzept einer Person erwiesen hat bzw. was diese Person als für sich richtig und stimmig ansieht" (Steinkamp/Gordijn 2005, Seite. 32)

"Als Grundregel moralischen Handelns kann gelten: Habe den Mut, deinem Gewissen zu folgen! Neben dem Gewissen gibt es für unser Handeln Gründe des Verstandes. Darum zugleich die zweite Regel: Habe den Mut, dich deines eigenen(!) Verstandes zu bedienen (Immanuel Kant)."
(Körtner, 2004, Seite 19)

<u>Für den Ethikunterricht hieße das:</u>

- Für seine Entscheidungen die Verantwortung zu übernehmen
- Entscheidungen begründen zu können
- Den Mut haben zu handeln und zu hinterfragen

1.1.2 Pflegeethik   Pflegeethos / Prinzipien der Pflegeethik

<u>Pflegeethik</u>

Für Körtner ist die Pflegeethik neben der Medizinethik ein eigenständiger Bereich der Gesundheitsethik und hat die Aufgabe, die besondere Rolle und Verantwortung der Pflegenden zu Reflektieren. Dies schließt für ihn die Frage ein, wie sich die moralische Verantwortung der Pflegenden zu ihren beruflichen und rechtlichen Befugnissen und ihren eigenverantwortlichen Entscheidungskompetenz verhält (vgl. Körtner 2004, Seite 43f).

Definition:

„Pflegeethik reflektiert pflegerisches Handeln und seine Rahmenbedingungen nicht nur auf der individual- und der personalethischen, sondern auch auf der organisatorischen und der sozialethischen Ebene".   (Arndt 1996: Zitiert nach Körtner, 2004, Seite. 46)
„Nachdenken über verantwortliches Handeln im Rahmen der Berufsausübung von Pflegenden". (Arend 1998, Seite. 24: Zitiert nach Großklaus-Seidel 2002, Seite 15)

Pflegeethos (Ethikkodex)

Für die beruflich Pflegenden gibt es zurzeit keinen verbindlichen Berufsethos,
wie es bei den Medizinern in Form des „Hippokratischen Eids" der Fall ist.
Dennoch ist das Thema der ethischen Grundhaltung zu den Menschen und zu
dem Beruf schon lange in der pflegerischen Diskussion Gegenstand. So wurde
schon 1953 vom Weltbund der Krankenschwestern und Krankenpfleger
(International Cuncil of Nurses = ICN) erstmals ein internationaler Ethikkodex
für Pflegende angenommen (vgl. Körtner 2004, Seite. 140). Dieser Ethikkodex
für Pflegende des internationalen Berufsverbandes benennt Wertvorstellungen
für vier zentrale ethische Haltungen der professionellen Pflege:

1.   Pflegende und ihre Mitmenschen
        Haltungen gegenüber den pflegebedürftigen Menschen
2.   Pflegende und die Berufsausbildung
        Haltungen bezüglich der eigenen Berufsausübung
3.   Pflegende und die Profession
        Haltungen der Profession bezüglich Pflegemanagement,
        -forschung und –bildung
4.   Pflegende und ihre Kollegen und Kolleginnen
        Haltungen in der Zusammenarbeit mit Kollegen aus der Pflege
        und anderen Professionen und Berufen
                                    (Komplette Ausführung im Anhang)

Dieser Ethikkodex wurde in vielen Ländern Grundlage bei der Benennung eines
eigenen Ethikkodexes. In der Berufsordnung vom Deutschen Berufsverband für
Pflegeberufe (DBfK) wurden im Mai 1992 die vier zentralen ethischen
Haltungen des ICN, ohne Ergänzungen, in der Satzung festgeschrieben. Der
österreichische Berufsverband hat ebenfalls keine Ergänzungen zum Original
vorgenommen. 2003 hat der schweizer Berufsverband der Pflegefachfrauen
und Pflegefachmänner (SBK) den ursprünglichen Ethikkodex >Ethische
Grundsätze für die Pflege< durch den Leitfaden > Ethik in der Pflegepraxis<

ersetzt. Der ICN Ethikkodex bildet auch für diesen Leitfaden den Ursprung (vgl. Körtner 2004, Seite. 140). Anhand dieser ethischen Haltungen des Ethikkodexes lassen sich ethische Prinzipien für das pflegerische Handeln ableiten, die den Standard ethischer Verhaltensweisen bestimmen und grundlegend sind. Diese Prinzipien sind keinesfalls nur für die Pflege zu sehen. Vielmehr hat sich die Pflege an den bestehenden Prinzipien der Medizinethik orientiert. Da beide Bereichsethiken ihr Handeln am Menschen ausrichten und eng zusammen arbeiten, ist es verständlich, dass sich beide nach den gleichen Prinzipien orientieren.

Prinzipien der Pflegeethik

Prinzip der Autonomie

Im Grundsatz der Autonomie geht es um freies Bestimmen der persönlichen Ziele und der daraus resultierenden Konsequenzen. Die Autonomie umfasst dabei die persönliche Freiheit, die Selbstbestimmung, das Recht seinem eigenen Handeln den Inhalt zu geben und das Recht seine eigene Meinung zu äußern. Das heißt in der Pflege, den Menschen als Individuum zu respektieren. (vgl. Körtner 2004, Seite 146).

Prinzip Gutes tun / Beneficience

Im Leitfaden des SBK steht, dass dieses Prinzip die Verpflichtung aufweist, dem Anderen das zu gewähren, was ihm nützt und nicht schadet. Es ist verpflichtend, die Interessen des Anderen zu wahren und sein Leben, seine Gesundheit, Sicherheit zu schützen und zu verteidigen (vgl. Körtner, 2004, Seite 148). Für die Pflege bedeutet dies, dass der Mensch ein Recht hat, dass seine Gesundheit zu schützen ist, er die Pflege und Behandlung seinem Zustand entsprechend erhält, seine Symptome ernst genommen werden, sich sicher fühlt in der Umgebung der Pflege und dass seine Entscheidungen respektiert werden.

Prinzip Nicht – Schaden/ Non malefictence

Im Allgemeinen bedeutet Nicht – Schaden, „... , im Einklang mit den neusten Entwicklungen der Forschung und im gesellschaftlichen Bereich mögliche Risiken zu erkennen, zu mindern oder zu vermeiden." (Körtner 2004, Seite 149) Das Prinzip dem Menschen keinen Schaden zuzufügen beinhaltet konkret, dass er möglichst in einer sicheren Umgebung leben kann, die Person an sich nicht verletzt wird, seinem Zustand entsprechende Pflege und Behandlung erhält, frei von jeglichem Zwang ist und damit keinen Schaden erleidet, nicht getötet wird und bei etwaiger Schädigung geschützt ist.

Prinzip Gerechtigkeit

Gerechtigkeit ist einerseits eine subjektive Haltung von Individuen die sich durch Rechte und Pflichten gegenüber Dritten äußert und andererseits stellt es einen objektiven Sinn im Zusammenleben von Menschen in Institutionen dar (vgl. Körtner 2004, Seite 151). Um das Prinzip der Gerechtigkeit zu leben muss die Pflege darauf achten, dass die vorhandenen Ressourcen gerecht verteilt werden, immer in Anbetracht der Bedürfnisse des zu behandelnden Menschen.

<u>Für den Ethikunterricht hieße das:</u>

- Bewusst werden der Aufgaben und ethischen Verantwortung der Pflege als eigenständiger Beruf und in der interdisziplinären Zusammenarbeit
- Sein pflegerisches Handeln an ethischen Prinzipien ausrichten
- Wissen über Ethikkodizien und ethischen Prinzipien vermitteln

1.1.3 Ethische Kompetenz

Was sollen Auszubildende mit Hilfe des Unterrichtes erwerben? Ist die Ethik, in der Ausbildung, als Fach oder Lernfeld zu verstehen, welches neben vielen anderen Themen abgehandelt wird? Oder soll anstelle einer reinen Wissensvermittlung bestimmte Fähigkeiten entwickelt werden?
Um sich diese Fragen beantworten zu können ist es wichtig zu verstehen was sich hinter diesem Kompetenzbegriff verbirgt. Marianne Rabe beschreibt und definiert ethische Kompetenz folgendermaßen:

„Ethische Kompetenz beinhaltet die Fähigkeit zur Reflexion, Formulierung und Begründung der eigenen moralischen Orientierungen,
weiter die Fähigkeit zum Erkennen moralischer Probleme in der eigenen Praxis, Urteilsfähigkeit, Diskursfähigkeit und schließlich
Wachheit und Mut, auch tatsächlich moralisch zu handeln".
(Rabe 2005, Seite 131)

Rabe fasst in Ihrer Definition der ethischen Kompetenz alle Merkmale der zu Beginn erarbeiteten Begriffe auf und gibt so gleichermaßen Fähigkeiten vor, woran der Ethikunterricht ausgerichtet werden kann. Sicherlich soll der Pflegeunterricht die im § 3 Abs. 1 des Krankenpflegegesetzes genannten vier Kompetenzen (Fachliche Kompetenz, Soziale Kompetenz, Methoden Kompetenz, Personale Kompetenz) fördern und entwickeln. Doch für den Ethikunterricht ist wohl der Begriff der ethischen Kompetenz ein geeigneteres Lern- bzw. Ausbildungsziel. (vgl. Rabe 2005, Seite 131).

1.2 Wie können Pflegende eine ethische Kompetenz entwickeln?

Bevor man mit der Ausarbeitung seines Unterrichtes beginnt muss man sich über seinen Anspruch im Klaren sein, auf welche Kompetenzstufe man mit der Klasse hin arbeiten möchte und in welchem Kontext. Hierbei ist es immer wichtig das Ziel welches erreicht werden soll, vor Augen zu haben. Sicherlich ist so eine Kompetenzentwicklung ein sehr hohes Ziel, was in einer Ausbildungszeit von drei Jahren nur zu einem Teil realisiert werden kann. Aber es können in der Ausbildungszeit entscheidende Schritte gemacht werden, die diese Kompetenzentwicklung fördern. Körtner vergleicht die Entwicklung der Ethikkompetenz mit der Entwicklung der Pflegekompetenz nach Benners Stufenmodell der Pflegekompetenz.

Bis eine Pflegekraft vom Neuling bis zum Pflegeexperten gereift ist, durchläuft sie nach Benner fünf Stufen der Kompetenzentwicklung.

Kompetenzstufen der Pflegekompetenz nach Benner

Stufe	Beschreibung
Neuling (Novice)	Benötigt Regeln, die ihn jedoch in konkreten Situationen noch einschränken und ihn noch unflexibel erscheinen lassen. Handlungen wirken stockend und starr, es besteht eine unzureichende Kenntnis über die Dinge, die beobachtet und durchgeführt werden können und müssen.
Fortgeschrittener Anfänger (Advance Beginner)	Hat bereits so viele Situationen bewältigt, dass er sich wiederkehrender bedeutungsvoller situativer Bestandteile bewusst wird, pflegt regel- und modellgesteuert.
Kompetent Pflegende (Competence)	Kompetent Pflegende haben das Gefühl, ihren Aufgaben gewachsen zu sein und mit allen möglichen Anforderungen ihres Berufes fertig zu werden. Demgegenüber sind ihre Handlungen noch nicht so schnell und so flexibel wie bei erfahrenen Pflegenden. Charakteristisch für diese Stufe ist das auf Effizienz angelegte bewusste Planen.
Erfahrende Pflegende (Proficiency)	Pflegende dieser Stufe sind in der Lage, aufgrund ihrer Erfahrungen Situationen spontan als Ganzes wahrzunehmen; Abweichungen vom Normalen und Erwarteten werden unmittelbar erkannt, Entscheidungen

	fallen leicht.
Pflegeexperte (Expert)	Pflegende auf dieser Stufe sind nicht mehr auf analytische Prinzipien (Regeln, Richtlinien, Maximen) angewiesen, um angemessene Handlung abzuleiten. Im Gegenteil: Mit ihren großen Erfahrungsschatz sind Pflegeexperten in der Lage, jede Situation intuitiv zu erfassen und direkt auf den Kern des Problems vorzustoßen.

(Kirchhof 2007, Seite 100)

Das Stufenmodell ist kontextbezogen zu verstehen, denn eine Pflegekraft die auf ihrer Station als „Erfahrende Pflegende" einzuordnen wäre, kann sich auf der Nachbarstation auf Grund anderer Stationsabläufe oder eines anderen Fachgebietes als „Neuling" sehen. Ebenso wird nicht jede Pflegekraft zum Pflegeexperten (vgl. Körtner, 2004 Seite 127).

Körtner sieht in der Entwicklung der pflegeethischen und pflegerischen Kompetenzen einen engen Zusammenhang. „Die Ausbildung einer pflegeethischen Kompetenz kann nur mit dem fortschreitenden Erwerb pflegerischer Kompetenzen Hand in Hand gehen. Entsprechend Benners Stufenmodell vom Anfänger zum Pflegeexperten sollte auch die ethische Kompetenz gefördert werden."(Körtner, 2004, S. 129) Körtner beschreibt deshalb ein „Stufenmodell der pflegeethischen Kompetenz" orientiert an Benners Stufenmodell. Interessant finde ich den Aspekt, dass er der Ausbildungszeit die Entwicklung der ersten zwei Stufen zuschreibt.

Stufe 1 Neuling	Pflegende in der Grundausbildung. Sie müssen zunächst **lernen, was konkret ein ethisches Problem ist** bzw. was in einer konkreten Situation der **ethische Aspekt** des Problems (im Unterschied zu den pflegetechnischen oder medizinischen Aspekten) ist.
Ziele der Ausbildung: Vermittlung ethischer Grundbegriffe, Prinzipien und Regeln sowie der unterschiedlichen ethischen Konzeptionen; Einführung in die Grundlagen und Aufgaben der Pflegeethik.	
Stufe 2 Fortgeschrittener Anfänger	Pflegende im 2. und 3. Ausbildungsjahr der Grundausbildung, die nicht nur über theoretisches Elementarwissen auf dem Gebiet der Ethik verfügen, sondern auch schon so viele Situationen kennen gelernt und bewältigt haben, dass sie in der Lage sind, die wiederkehrenden bedeutungsvollen situativen Bestandteile einschließlich der ethischen Aspekte zu

	erkennen und in konkreten Situationen das ethische Problem beschreiben können.

Ziele der Ausbildung:
Einüben ethischer Kompetenzen anhand von Fallbeispielen.

Stufe 3 **Ethikkompetente Pflegende**	Examinierte Pflegende mit mehrjähriger Berufserfahrung, die ihr ethisches Wissen und ihre situative Urteilsfähigkeit durch Teilnahme an regelmäßigen Rounds schulen, in denen Fallbeispielen aus der eigenen Praxis oder auch Beispiele aus der Literatur durchgespielt werden. Sie sind nicht nur in der Lage, ethische Probleme rückblickend zu analysieren und die Einzelaspekte ethisch zu gewichten sowie Handlungsalternativen ethisch zu begründen, sonder können auch vorausschauend die ethischen Aspekte und die ethischen Konflikte, die sich aus der weiteren Entwicklung eines konkreten Falles ergeben können, in die Planung ihres Handelns einbeziehen.

Ziele der Fortbildung:
Neben regelmäßigen Rounds Teilnahme an Fortbildungsveranstaltungen auf dem Gebiet der Pflegeethik.

Stufe 4 **Ethisch erfahrene Pflegende**	In der Ethik erfahren Pflegende lassen sich von ethischen Maximen leiten, deren rechter Gebrauch ein tiefer gehendes Verständnis der Gesamtsituation erfordert (vgl. Benner 2000, S.48). Auch verfügen sie über ausreichende Erfahrungen mit Ethikgesprächen und beherrschen die Verfahrensregeln für einen ethischen Diskussionsprozess z.B. im Team oder in einem Ethikkomitee. Sie erkennen aufgrund ihrer Erfahrung, ob ein Einzellfall von der Regel abweicht und können im Sinne der Einzelfallgerechtigkeit (vgl. unten 8.3) auch mit ethischen Grenzfällen kompetent umgehen. Sie haben Erfahrung mit ethischen Dilemmata und den Grenzen glatter ethischer Lösungen, an denen Verantwortungsübernahme nicht frei von moralischer Schuld ist (vgl. dazu unten 8.1).

Ziele der Fortbildung:
Vor allem regelmäßige Rounds, in denen Fallbeispiele aus der eigenen Praxis diskutiert werden, aber auch Teilnahme an Fortbildungsveranstaltungen auf dem Gebiet der Pflegeethik.

Stufe 5 **Pflegeethik-Experte**	Pflegende, die neben der praktischen Erfahrung über ein vertieftes theoretisches Wissen verfügen. Sie sind in der Lage, ethische Probleme intuitiv zu erfassen und Einzellsituationen ethisch in einem größeren Kontext zu interpretieren. Sie sind auch ausgewiesenermaßen für die Mitarbeit in Ethikkommissionen und Klinischen Ethikkomitees qualifiziert.

Ziele der Fort- und Weiterbildung:
Berufliche Weiterbildung auf dem Gebiet der Pflegeethik in Form von außeruniversitären Lehrgängen, die mit einem Zertifikat abschließen, in Form von Hochschullehrgängen oder in Form einer Schwerpunktbildung im Rahmen eines Studiums der Pflegewissenschaft.

(Körtner 2004, Seite 132ff)

Stellt man nun Körtners Stufenmodell der ethischen Kompetenzentwicklung und Rabes Definition der ethischen Kompetenz miteinander in Verbindung, ergeben sich für die Pflegeausbildung neue didaktische Ansätze, um gezielter auf eine ethische Kompetenzentwicklung hinzuarbeiten. Orientiert an dieser Betrachtung der ethischen Kompetenz und Kompetenzentwicklung sind folgende Fragen zu klären:

- Wozu sollte der Ethikunterricht befähigen?
- Wie kann eine ethische Kompetenz erlangt und geschult werden?

1.3 Wozu sollte der Ethikunterricht befähigen?

Betrachtet man die Definition der ethischen Kompetenz differenzierter, kommt man zu folgenden 6 Punkten zu denen der Ethikunterricht befähigen sollte:

1. zur Reflexion
2. zur Formulierung und Begründung der eigenen moralischen Orientierung
3. zum Erkennen moralischer Probleme in der eigenen Praxis
4. zur Diskursfähigkeit
5. zur Urteilsfähigkeit
6. zur Wachheit und Mut, auch tatsächlich moralisch zu Handeln

1.   Fähigkeit zur Reflexion

In den Definitionen der Ethik wird die Reflexion als die bestimmende Fähigkeit benannt. Diese Fähigkeit sollte ein generelles Ziel der Pflegeausbildung sein, denn nicht nur für den Erwerb einer ethischen Kompetenz ist die Reflexionsfähigkeit von Bedeutung, sondern für die Arbeit als professionelle Berufsgruppe und für die Umsetzung des Pflegeprozesses ist diese Fähigkeit ebenso wichtig.

2.   Fähigkeit zur Formulierung und Begründung der eigenen moralischen Orientierung

Sich seiner eigenen Wertvorstellung bewusst zu sein und diese auch benennen zu können, ist ein wichtiger Aspekt, wenn es um die Betrachtung ethischer Problemsituationen geht. Denn nur wenn man sich über seine persönliche, moralische Orientierung bewusst ist, kann man an Hand dessen begründen was in der Situation für einen das ethische Problem darstellt.

3.   Fähigkeit zum Erkennen moralischer Probleme in der eigenen Praxis

Aufbauend auf den zuvor benannten Fähigkeiten und der parallel erworbenen fachlichen und erfahrenen praktischen Ausbildung, schließt sich die Fähigkeit des „Erkennens moralischer Probleme in der eigenen Praxis" an. Hier werden die persönlichen, moralischen Wertvorstellungen in Beziehung zu den ethischen Ansprüchen der Berufsgruppe und dem Erlebten in der Praxis gebracht.

4.	Fähigkeit zur Diskursfähigkeit

Bei der weiteren Entwicklung der ethischen Kompetenz muss die Fähigkeit vermittelt werden, in einer passenden Art über moralische Probleme in der Praxis zu diskutieren. Diese Diskursfähigkeit profitiert zum Ersten von dem Verständnis der ersten drei Fähigkeiten und zum Zweiten von dem Ausbildungstand und den damit verbundenen Erfahrungen.

5.	Fähigkeit zur Urteilsfähigkeit

Ethische Problemsituationen sind häufig schwer zu bewerten (was ist das Richtige und was das Falsche). Eine Entscheidung zu treffen fällt oft sehr schwer, da ethische Problemsituationen meist Handlungen beinhalten, die einerseits die fachliche Kompetenz überschreitet und andererseits rechtliche Fragen aufwirft. Umso wichtiger ist es die ethische Urteilsfähigkeit zu fördern und zu entwickeln. Die Urteilsfähigkeit profitiert wie die Diskursfähigkeit von dem Verständnis der ersten drei Fähigkeiten, dem Ausbildungstand und den damit verbundenen Erfahrungen.

6.	Fähigkeit zur Wachheit und Mut, auch tatsächlich moralisch zu Handeln

Die Sicherheit das Handeln moralisch gegenüber anderen vertreten, begründen und verantworten zu können, resultiert aus den ersten fünf genannten Fähigkeiten. Sicherlich ist diese Fähigkeit als Anspruch an den Zeitrahmen eine Pflegeausbildung hoch gegriffen, dennoch sollte diese Fähigkeit den Auszubildenden als eine Qualität einer beruflichen Profession bewusst werden.

1.4   Wie kann eine ethische Kompetenz geschult werden?

Aufgrund des hohen praktischen Anteils der Ausbildung erleben Auszubildende schon früh ethischen Problemsituationen, auch wenn es ihnen nicht immer als solches Bewusst wird. „Persönliche, organisationsspezifische und gesellschaftliche Wertvorstellungen, die in Problemsituationen einfließen, lassen diese oft undurchschaubar erscheinen. Ethische Reflexion und differenzierte Begründungsmöglichkeiten werden deshalb für einen professionellen Umgang mit Konflikten zunehmend erforderlich." (Großklaus-Seidel 2002, Seite 205) Daher ist es wichtig schon in der Ausbildung die ethische Reflexion zu fördern und die Auszubildenden mit differenzierten Begründungsmöglichkeiten vertraut zu machen.

Lehrmethoden für den Ethikunterricht

Betrachtet man die Literatur zu den Lehrmethoden für den Ethikunterricht wird schnell erkennbar, dass ein Schwerpunkt bei allen Methoden die Fallorientierung ist. Diese können frei erfundene Fälle oder real erlebte Fälle sein. „Gerade Fallgeschichten bieten die Möglichkeit, induktiv zu lernen, indem anhand einer speziellen Situation auch das allgemeine gezeigt werden kann. Hierbei geht es vor allem um ethische Prinzipien, berufsethische Regeln, institutionelle und gesellschaftliche Rahmenbedingungen der pflegerischen Arbeit sowie um anthropologische Konzepte." (Rabe 2005, Seite 132). Es gibt verschiedene Methoden für die Ethikausbildung von Medizinstudenten, bei denen ebenfalls mit Fällen gearbeitet wird, wie etwa die „Ulmer Methode" (Baitsch,Horst / Sponholz, Gerlinde 1994) und die „Marburger Methode" (Heubel, Friedrich 1994). Orientiert an den Möglichkeiten der Schule und an den Fähigkeiten des Lehrenden gibt es eine Vielzahl an Präsentationsmöglichkeiten dieser Fälle.

<u>Präsentationsmöglichkeiten:</u>

- Falldiskussion / Fallbesprechung
- Fallgeschichte
- Fallbericht durch Beteiligte
- Rollenspiel / Gespielte Szene
- Spielfilmszene

Diese Präsentationsformen eignen sich, um für ethische Dilemmata zu sensibilisieren. Auszubildende können in den konkreten Situationen ein ethisches Problem erkennen. Wobei mit dem Erkennen, das flaue Gefühl im Magen gemeint ist, welches sich bei der Reflexion der vorgestellten Situation ausbreitet. Den Auszubildenden fällt auf, dass hier ein ethisches Prinzip, ein Wert oder eine Norm verletzt wurde. Es fällt ihnen aber noch schwer, diese Werte- und Normenverletzung differenzierter zu benennen und zu begründen. Es wird deutlich, dass nicht nur die Form der Präsentation eine Rolle spielt, sondern der Frage des strukturellen Umgangs mit der Reflexion ebenfalls nachgegangen werden muss, wenn es um die Entwicklung der ethischen Kompetenz geht. Dieser strukturelle Umgang wird in der Literatur häufig als „Modelle der ethischen Entscheidungsfindung" benannt. Mit Hilfe dieser Modelle sollen sich in den konkreten Situationen die ethischen Dilemmata formulieren und begründen lassen. Besonderst in institutionellen Organisationen wie zum Beispiel in Ethikkommissionen, werden diese Modelle genutzt, um auf ethisch brisante Fragen eine ethisch vertretbare Antwort zu finden. Mittlerweile gibt es eine Vielzahl an medizinethischen und pflegeethischen Modellen der ethischen Entscheidungsfindung. Bei der Auswahl für den Unterricht sollte man darauf achten welches Modell evtl. schon in der Klinik angewendet wird. Besteht im Haus kein Modell der ethischen Entscheidungsfindung, sollte die Wahl auf ein Modell fallen welches praktikabel, anschaulich und nicht zu kleinschrittig abgearbeitet werden muss.

Übersicht einiger Autoren von Modellen der ethischen Entscheidungsfindung:

Medizin	Pflege
Bochumer Arbeitsbogen zur medizinethischen Praxis (1988)	Tschudin, Verena (1988)
Nüchtern, Michael (1994)	Fry, Sara T. (1995)
Illhardt, Franz-Josef (1995)	Arndt, Marianne (1996)
Loewy, Erich H. (1995)	Schmidt, Kurt (1997)
Gordijn, Bert (2000)	Großklaus-Seidel, Marion (2002)
	Marianne Rabe (2005)

Bei der Verwendung eines dieser Modelle in der Pflegeausbildung, sollte man nicht vergessen, dass diese Modelle meist für die Entscheidungsfindung in der Praxis entwickelt wurden und weniger zur Förderung einer ethischen Kompetenz bei Auszubildenden. Denn dadurch wird häufig bei den Auszubildenden der Eindruck erweckt, mit Hilfe solcher Modelle eine generelle Problemlösung für ethische Fragen in der Praxis parat zu haben. Ethische Problemsituationen haben aber nicht immer eine einfache Lösung. Viele Menschen und Berufsgruppen sind an diesen Situationen beteiligt und somit werden die Kompetenzen der Pflegenden aus fachlichen und rechtlichen Bezügen begrenzt. Hierdurch wird aber deutlich, dass ethische Fragen, gleichgültig von wem sie gestellt werden, eine interdisziplinäre Betrachtung erfordern. Diese Tatsache sollte den Auszubildenden klar sein, wenn mit den Entscheidungsmodellen in der Schule gearbeitet wird.

Besonderer Blickwinkel Ausbildung

In der Ausbildung ermöglichen die Modelle einen besonderen Blickwinkel. Durch das strukturierte Aufarbeiten der Situation lernen die Schüler ethische Probleme in der eigenen Praxis zu erkennen und zu formulieren (Fähigkeit zur Reflexion, Formulierung, Begründung und zum erkennen). Ebenso lernen sie sich mit andern über ihre und deren ethische Meinung konstruktiv auseinander zusetzen und eigene Standpunkte zu begründen und zu vertreten (Diskurs- und Urteilsfähigkeit). Dieser etwas andere Blickwinkel begünstigte, sowohl in der

Medizin als auch in der Pflege, die Entwicklung ethischer Modelle der Entscheidungsfindung unter neuen didaktischen Gesichtspunkten.

Während in den meisten Modellen das klare Ziel ist für eine konkrete Situation Handlungs- und Entscheidungsmöglichkeiten zu geben, steht unter den neuen Gesichtspunkten die Förderung und Entwicklung einer ethischen Kompetenz oder eine Sensibilisierung von Lernenden für ethische Situationen im Mittelpunkt. Eins dieser Modelle, das Reflexionsmodell von Marianne Rabe, wird in Kapitel 3 ausführlicher dargestellt. „Zur Förderung der ethischen Kompetenz bei den Auszubildenden sind jedoch nicht nur erfahrungsorientierte Methoden geeignet, den Reflexion setzt ein Abstandnehmen vom eigenen Erleben, also Abstraktion voraus, d.h. die Auszubildenden müssen auch in ihren kognitiven und analytischen Fähigkeiten gestärkt werden, wenn sie formulieren, argumentieren und begründen lernen sollen." (Rabe 2005, Seite 132) Hier können institutionelle Organisationen, wenn sie bei der Lehrplangestaltung Beachtung finden, einen positiven Beitrag zur ethischen Kompetenzentwicklung der Auszubildenden beitragen. Hierunter fallen zum Beispiel die Ethikkommissionen, Ethikkomitees oder Arbeitskreise Ethik.

Orientiert an den dargestellten Punkten lässt sich ein Ausbildungsstufenmodell der ethischen Kompetenzentwicklung erarbeiten. Worin die zu erwerbenden Fähigkeiten nach Rabe, mit den Aussagen zur Kompetenzentwicklung nach Körtner und den aufgearbeiteten Fragen in Beziehung gesetzt werden. Dadurch könnten Lehrende ihre Inhalte strukturierter und gezielter auf eine ethische Kompetenz hin ausrichten. Dieses Ausbildungsstufenmodell wird im weiteren Verlauf dargestellt.

1.5 Das Ausbildungsstufenmodell der ethischen Kompetenzentwicklung

Das Stufenmodell beinhaltet vier Kompetenzstufen, die es in einer Ausbildungszeit von drei Jahren zu entwickeln gilt. Zu jeder Kompetenzstufe werden Fähigkeiten zugeordnet die vorrangig zu fördern sind. Man kann an der Beschreibung der 6 Fähigkeiten eine hierarchische Zuordnung erkennen. Durch die Inhalte und die Methode bei der Vermittlung der Thematik können mehrere Fähigkeiten zugleich angesprochen und gefördert werden. Sicherlich sind die Übergänge von den Fähigkeiten fließend. Daher ist es bei der Planung wichtig sich gezielt auf die geforderten Fähigkeit zu konzentrieren. Hierbei sollen die Kompetenzstufen den Lehrenden helfen und eine Orientierung bei der Auswahl der Inhalte sein. Denn jede dieser Fähigkeiten wird zu einer von 4 Kompetenzstufen zugeteilt. Sie geben einen Anhalt, welche Fähigkeiten der ethischen Kompetenz zuerst gefördert werden müssen und welche Inhalte sich dafür eignen. Welche Bedeutung dies für den Auszubildenden und den Unterricht hat findet sich ebenfalls neben den Fähigkeiten aufgelistet.

<u>Die Kompetenzstufe I</u>
Bei der Kompetenzstufe I steht die Reflexion und die Formulierung und Begründung der eigenen moralischen Orientierung als zu fördernde Fähigkeit im Vordergrund. Dabei soll es zunächst um einen Erfahrungsaustausch gehen. Die Lernenden sollen sich über Ihre Erfahrungen mit ethischen Problemsituationen privat oder beruflich austauschen. Es geht um das persönliche Verständnis von ethischen Dilemmasituationen und der Akzeptanz und Verarbeitung der erlebten Handlungen und Haltungen in diesen Situationen. Anhand der beschriebenen Situationen lassen sich evtl. weitere Inhalte mit den eigenen Erfahrungen in Bezug setzen. Weiter sollen hier Grundlagen und zentrale Begriffe der Ethik erarbeitet und ein allgemeines Wissen zu dem Thema Ethik vermittelt werden

Die Kompetenzstufe II

Bei der Kompetenzstufe II liegt der Schwerpunkt auf der Fähigkeit zum Erkennen moralischer Probleme in der eigenen Praxis. Man fängt an sich mit einem spezielleren oder differenzierterem Verständnis von Ethik zu beschäftigen. Es geht um das pflegeethische Berufsverständnis und die Grundlagen und Aufgaben der Pflegeethik.

Im Weiteren werden ethische Konflikte in der pflegerischen Berufsausübung betrachtet, sowie der mögliche Umgang mit diesen Konflikten in Form von institutionelle Organisationen und ethischen Entscheidungsmodelle.

Die Kompetenzstufe III

Bei dieser Kompetenzstufe steht die Diskurs- und Urteilsfähigkeit im Vordergrund. Man hat sich im Bereich der Ethik ein gutes Wissen angeeignet. Wichtig ist aber, dass die zuvor geforderten Fähigkeiten ebenfalls sich mitentwickeln konnten. Denn jetzt müssen mit Hilfe der erlernten Fähigkeiten und Inhalte ethische Problemsituationen systematisch aufgearbeitet und begründet werden.

Die Kompetenzstufe IV

Bei dieser Kompetenzstufe geht es um die Förderung der Fähigkeit zur Wachheit und Mut, auch tatsächlich moralisch zu Handeln. Diese Kompetenzstufe steht für das Optimum was in einer Ausbildungszeit von drei Jahren an ethischer Kompetenzentwicklung möglich sein sollte. Die Auszubildenden sind hier nicht vergleichbar mit dem Pflegeethik - Experte von Körtner, aber es sind Auszubildende die gelernt haben, ethische Problemsituationen zu erkennen und auf sie aufmerksam machen.

Ausbildungsstufenmodell der ethischen Kompetenzentwicklung

Kompetenzstufe	Ethische Kompetenz nach M. Rabe Ethische Kompetenz beinhaltet die Fähigkeit …	Bedeutung für die Auszubildenden	Bedeutung für den Unterricht
Kompetenzstufe I	➢ zur Reflexion ➢ zur Formulierung und Begründung der eigenen moralischen Orientierung	**Ethische Kompetenzentwicklung nach U. Körtner** Pflegende in der Grundausbildung. Sie müssen zunächst **lernen, was konkret ein ethisches Problem ist** bzw. was in einer konkreten Situation der **ethische Aspekt** des Problems (im Unterschied zu den pflegetechnischen oder medizinischen Aspekten) ist. • Sie sollen sich ihrer eigenen Haltung (die Haltung wird durch die gesellschaftlichen und persönlichen Werte und Normen geprägt) zum Menschen bewusst sein. • Sie sollen Erkennen, dass die persönliche Haltung das Handeln beeinflusst. • Sie sollen zum Nachdenken und Hinterfragen der eigenen Haltungen angeregt werden. • Sie sollen sich ihrer Werte und Normen bewusst sein und auf Grund dessen ihre Handlungen begründen können.	**Zu vermittelnde Themen:** • Persönliches Menschenbild • Berufliches Menschenbild • Werte und Normen • Grundlagen und zentrale Begriffe der Ethik • Ethische Dilemmasituationen • Die ethische Fallbesprechung • Gewissen und die Rolle des pflegerischen Fachwissens • Verantwortliches Handeln in der pflegerischen Berufsausübung

| Kompetenzstufe II | ➢ zum Erkennen moralischer Probleme in der eigenen Praxis | • Ihnen soll die eigene Haltung zu ihrem Beruf bewusst werden.
• Ihnen sollen die ethischen Ansprüche ihrer Profession bekannt und bewusst sein.
• Sie sollen den Unterschied und das Gemeinsame an medizinethischen und pflegeethischen Fragen kennen.
• Sie sollen Möglichkeiten kennen systematisch mit ethischen Fragestellungen umzugehen. | **Zu vermittelnde Themen:**
• Einführung in die Grundlagen und Aufgaben der Pflegeethik.
• Berufsethos (Ethikkodex)
• Ethische Prinzipien und Regeln
• Medizinethik / Pflegeethik /
• Ethikkommission / Ethikkomitee
• Kennen ethische Entscheidungsmodelle
• Ethische Problemfelder/ Wertekonflikte in der pflegerischen Berufsausübung
• Rechtliche Aspekte pflegeethischer Probleme |
| Kompetenzstufe III | ➢ zur Diskursfähigkeit
➢ zur Urteilsfähigkeit | **Ethische Kompetenzentwicklung nach U. Körtner**
Pflegende im 2. und 3. Ausbildungsjahr der Grundausbildung, die nicht nur über theoretisches Elementarwissen auf dem Gebiet der Ethik verfügen, sondern auch schon so viele Situationen kennen gelernt und bewältigt haben, dass sie in der Lage sind, die wiederkehrenden bedeutungsvollen situativen Bestandteile einschließlich der ethischen Aspekte zu erkennen und in konkreten Situationen das ethische Problem beschreiben können | |

| Kompetenzstufe IV | ▲ zur Wachheit und Mut, auch tatsächlich moralisch zu Handeln | • Sie sollen ethische Problemsituationen in ihrem Handlungsfeld erkennen und benennen können.
• Sie sollen in der Lage sein, ihre moralischen Bedenken in Worte zu fassen und mit anderen darüber zu diskutieren.
• Sie sollen in der Lage sein, sich zu einer ethischen Problemsituation, ein Urteil zu bilden und dieses auf Grundlage der eigenen Haltung zu Begründen | **Zu vermittelnde Themen:**
• Fördern ethischer Kompetenzen anhand von Fallbeispielen.
• Ethische Reflexionszeit
• Ansprechpartner bieten
  - in der Schule
  - in der Praxis
  - in der Institution |
| | | • Sie sollen den Mut haben auf ethische Problemsituationen aufmerksam zu machen und sie ansprechen. | **Zu vermittelnde Themen:**
• Fördern ethischer Kompetenzen anhand von Fallbeispielen
• Ethische Reflexionszeit
• Ansprechpartner bieten
  - in der Schule
  - in der Praxis
  - in der Institution |

Die Fähigkeiten sind hier nacheinander aufgelistet, wobei ich jeder Fähigkeit eine Kompetenzstufe zugeordnet habe. Die Fähigkeiten sollten gezielt geschult werden, um so aufeinander Aufbauen zu können. Die Kompetenzstufen gehen von I – IV und dienen zur Orientierung bei der Unterrichtsgestaltung. Sie dienen als Differenzierung der Themen und des Umgangs mit dessen Inhalten.

1.6 Zusammenfassung

Durch das erste Kapitel bekommt man eine Vorstellung, worum es in der Ethik, Pflegeethik und ethischen Kompetenz geht und was es für die Pflegeausbildung bedeuten könnte. Es wird erkennbar, welche Anteile in der Ausbildung verstärkt gefördert und entwickelt werden müssen. Die ethische Reflexion spielt dabei eine zentrale Rolle. Es müssen berufliche Normen und Werte vorhanden sein die es erlauben Situationen auf ihre Moralität zu hinterfragen. Für die beruflich Pflegenden existiert ein Ethikkodex der vom Weltbund der Krankenschwestern und Krankenpfleger (International Cuncil of Nurses = ICN) im Jahre 1953 angenommen wurde und in vielen Länder Grundlage bei der Benennung eines eigenen Ethikkodexes war. In Deutschland wurde dieser Ethikkodex vom DBfK übernommen. Auch wenn dieser Kodex, nicht so bekannt in seiner Berufgruppe ist, wie zum Beispiel bei den Medizinern der Eid des Hippokrates, bietet er Aussagen zu Werten und Normen von Pflegenden die in die Ausbildung integriert werden sollten. Hieran ausgerichtet und an der Definition der ethischen Kompetenz von Marianne Rabe, kommt man zu 6 ethischen Fähigkeiten die eine ethisch kompetenten Pflegekraft benötigt. Die ethische Kompetenz sollte schon in der Ausbildung gefördert und geschult werden. Diese Überlegungen gepaart mit dem Stufenmodell der ethischen Kompetenzentwicklung von Ulrich Körtner, ergab ein Ausbildungsstufenmodell für die Pflege.

Kapitel 2.

Welchen stellenwert hat in den Landeslehrplänen die ethische Kompetenzentwicklung?

Im zweiten Kapitel geht es um die Betrachtung ausgewählter Landeslehrpläne für die Ausbildungsberufe der Gesundheits- und Krankenpflege sowie der Gesundheits- und Kinderkrankenpflege. Die Auswahl der Lehrpläne hatte persönliche Gründe, da ich in Baden – Württemberg meine Ausbildung zum Krankenpfleger, in Bayern meine Weiterbildung zum Lehrer für Pflegeberufe absolviert habe und in Rheinland – Pfalz studierte. Eine Betrachtung aller Lehrpläne für Pflegeberufe in Deutschland mit einer differenzierten Einschätzung ist momentan in Planung.

In den Lehrplänen wird speziell auf die geforderten ethischen Anteile geachtet, um eine Aussage über den Stellenwert der ethischen Kompetenzentwicklung in der Pflegeausbildung treffen zu können. Anhand von folgenden Kriterien werden die Lehrpläne daraufhin betrachtet und miteinander verglichen.

Sichtung der Lehrpläne von   Bayern

Baden-Württemberg

Rheinland-Pfalz

Die Betrachtung und Darstellung der Lehrpläne erfolgt nach folgendem Schema. Zu Beginn werden in einer Übersichtstabelle die Kriterien kurz dargestellt und bewertet.

Übersichtstabelle: Bewertung

	Bewertung
Bundesland	
Seitenzahl des Lehrplans (gesamt)	
a. Zeitbedarf für das Thema Ethik	
b. Aussagen zur methodischen Vermittlung	
c. Reflexive Anteile	
d. Förderung der ethischen Kompetenz	

Um die inhaltlichen Vorgaben in den Lehrplänen besser verstehen zu können, werden die Aussagen zu dem Thema der Ethik herausgefiltert und aufgelistet. Dies erfolgt überwiegend in Form von Zitaten aus den Lehrplänen.

Am Ende der Auflistung befindet sich eine Zusammenfassung in der, zu den Kriterien „Zeitbedarf für das Thema Ethik", „Aussagen zur methodischen Vermittlung", „Reflexive Anteile" und „Förderung der ethischen Kompetenz", meine persönliche Einschätzung erfolgt. Diese Einschätzung endet mit einer der folgenden drei Aussagen:

1. Ethische Kompetenzentwicklung
2. Ethischer Ansatz
3. Keine ethische Kompetenzentwicklung

Erörterungen der Einschätzungen:

Ethische Kompetenzentwicklung:

Hier wird versucht auf eine Kompetenzentwicklung hinzuarbeiten. Das Thema der Ethik bekommt einen eigenen Stellenwert und wird nicht als Anhängsel zu einzelnen Thematiken dargestellt. Es wird gezielt auf die Fähigkeiten einer ethischen Kompetenz hingearbeitet.

Ethischer Ansatz:

Hier wird dem Thema Ethik ein Stellenwert zugewiesen. Es wird ein festes Zeitfenster benannt, in dem gezielt das Thema Ethik unterrichtet wird. Eine gezielte Förderung und Entwicklung der Fähigkeiten der ethischen Kompetenz ist, wenn überhaupt, nur in Ansätzen zu erkennen.

Keine ethische Kompetenzentwicklung:

Hierbei bekommt die Ethik nur punktuell einen Stellenwert zugewiesen. Es entsteht der Eindruck, dass Ethik nur in bestimmten Situationen eine Rolle spielt. Ethik taucht mehr als Anhängsel bei bestimmten pflegerischen oder medizinischen Handlungen auf.

2.1 Lehrplan Bayern

Bundesland	Bayern
Seitenzahl des Lehrplans (gesamt)	47
a. Zeitbedarf für das Thema Ethik	Keine konkreten Angaben
b. Aussagen zur methodischen / didaktischen Vermittlung	Nicht Vorhanden
c. reflexive Anteile	Ja
d. Förderung der ethischen Kompetenz	Keine ethische Kompetenzentwicklung

2.1.1 Kurzportrait

Der Lehrplan ist unterteilt in 3 Schuljahre, in jedem Schuljahr werden folgende 6 Fächer unterrichtet:

> ➤ Grundlagen der Pflege
>
> ➤ Gesundheits- und Krankenpflege / Kinderkrankenpflege
>
> ➤ Berufskunde
>
> ➤ Recht und Verwaltung
>
> ➤ Deutsch und Kommunikation
>
> ➤ Sozialkunde

Jedes dieser 6 Fächer gliedert sich im jeweiligen Schuljahr in mehrere Lernfelder auf.

Die inhaltlichen Vorgaben zu dem Thema der Ethik sind sehr gering. Ethik selbst wird nicht als ein Themenschwerpunkt behandelt. Es scheint mehr als Nebenthema in verschiedenen Lernfeldern aufzutauchen und dort überwiegend unter dem Bergriff „ethische Aspekte". Wobei keine genaueren Angaben zu den „ethischen Aspekte" gemacht werden.

Bei den Leitgedanken für den Unterricht an Berufsfachschulen werden vier Bereiche benannt die es zu entwickeln gilt. Auch hier wird von berufsethischen Aspekten gesprochen.

„Lernen hat die Entwicklung der individuellen Persönlichkeit zum Inhalt und zum Ziel. Geplantes schulisches Lernen erstreckt sich dabei auf vier Bereiche:

> Aneignen von bildungsrelevantem Wissen;

> Einüben von manuellen bzw. instrumentellen Fertigkeiten und Anwenden einzelner Arbeitstechniken, aber auch gedanklicher Konzepte;

> produktives Denken und Gestalten, d. h. vor allem selbstständiges Bewältigen berufstypischer Aufgabenstellungen;

> Entwickeln einer Wertorientierung unter besonderer Berücksichtigung **berufsethischer Aspekte**." (Staatsinstitut für Schulqualität und Bildungsforschung 2005, Seite 8)

Der Unterricht sollte also so aufgebaut sein, dass eine Entwicklung einer Wertorientierung unter besonderer Berücksichtigung berufsethischer Aspekte stattfindet. Weiter heißt es bei den berufsbezogenen Vorbemerkungen „Lernfelder zielen zudem darauf ab, Aspekte der Persönlichkeitsbildung, vor allem aber auch **ethische** und religiöse **Aspekte** sowie gesellschaftlich relevante Kompetenzen wie Teamfähigkeit, Methodenkompetenz und Sozialkompetenz zu fördern." (Staatsinstitut für Schulqualität und Bildungsforschung 2005, Seite 8)

2.1.2 Auflistung der Inhalte mit ethischem Bezug

<u>1. Schuljahr</u>

Bei dem Fach Grundlagen der Pflege wird im Lernfeld 3 „Zu Menschen Beziehungen entwickeln" als Zielformulierung geschrieben. „Die Schülerinnen und Schüler entwickeln zu Menschen berufliche Beziehungen – unter Berücksichtigung des Lebensalters und **ethischer**, sozialer und kultureller **Aspekte**." (Staatsinstitut für Schulqualität und Bildungsforschung 2005, Seite 11)

Das Fördern und Entwickeln einer ethischen Kompetenz steht hier nicht im Vordergrund. Die hier genannten ethischen Aspekte zielen auf die Unterschiede der zu pflegenden Menschen ab und weniger auf die persönlichen Einstellungen und Haltungen.

In dem Fach der Berufskunde bei dem Lernfeld „In der Ausbildung und im Beruf orientieren" wird in einer der Zielformulierungen auf die psychischen und physischen Belastungen aufmerksam gemacht.
„Auf physische und psychische Belastungen im Beruf sind die Schülerinnen und Schüler vorbereitet. In solchen Situationen holen sie sich Unterstützung und sorgen für einen gesunden Ausgleich". (Staatsinstitut für Schulqualität und Bildungsforschung 2005, Seite 19)

Als inhaltliche Vorgabe um dieses Ziel zu erreichen steht der Satz „Grundlagen ethischer Entscheidungsfindung" (Staatsinstitut für Schulqualität und Bildungsforschung 2005, Seite 19)

Was alles zu diesen Grundlagen der ethischen Entscheidungsfindung dazu gehört und in welchem Bezug sie zu den physischen und psychischen Belastungen zu setzen sind bleibt hier offen, bzw. der Interpretationsfreiheit der Unterrichtenden Lehrkraft überlassen. Für das gesamte Lernfeld sind 80 std. vorgesehen, wobei auch hier keine konkrete Stundenzuordnung zu dem Ziel „Grundlagen ethischer Entscheidungsfindung" zu ersehen ist.

2. Schuljahr
In dem Fach Gesundheits- und Krankenpflege / Kinderkrankenpflege wird bei dem Lernfeld 2 „Die Bedeutung der Sexualität erkennen und Menschen mit Störungen sexueller Funktionen pflegen" (Staatsinstitut für Schulqualität und Bildungsforschung 2005, Seite 27) behandelt. Auch hier wird in einer der Zielformulierungen von ethischen Hintergründen gesprochen.
„Die Schülerinnen und Schüler beschreiben Verfahren der Familienplanung. Sie kennen die rechtlichen Rahmenbedingungen sowie medizinische und **ethische** Hintergründe der Diskussion zur Schwangerschaftsunterbrechung und zur

Präimplantationsdiagnostik." (Staatsinstitut für Schulqualität und
Bildungsforschung 2005, Seite 27)

Hier geht es um Themen die generell einer ethischen Diskussion unterliegen.
Dadurch entsteht der Eindruck das Ethik nur themenbezogen eine Rolle spielt.
In dem Fach Berufskunde findet sich in dem Lernfeld „Berufliche Anforderungen
bewältigen" die Zielformulierung „Die Schülerinnen und Schüler bewältigen
berufliche Anforderungen in einer gesunden Balance zwischen angemessenem
beruflichem Verhalten und persönlicher Zufriedenheit. Sie handeln als
Pflegende verantwortungsbewusst, tolerant, authentisch und nach **ethischen**
Maßstäben." (Staatsinstitut für Schulqualität und Bildungsforschung 2005, Seite
31)

Es wird ein hoher Anspruch an die Schülerinnen und Schüler gestellt. Wobei
keine Möglichkeiten aufgeführt sind, wie dies zu erreichen ist. Dadurch bleibt
offen, was unter den ethischen Maßstäben konkret zu verstehen ist.

3. Schuljahr
In dem Fach Grundlagen der Pflege findet sich in dem Lernfeld 2
„Besonderheiten in der Endphase des Lebens erkennen" (Staatsinstitut für
Schulqualität und Bildungsforschung 2005, Seite 36) als eine Zielformulierung:
„Die Schülerinnen und Schüler setzen sich mit **ethischen**, religiösen und
rechtlichen Fragestellungen im Grenzbereich des Todes auseinander. Sie
reflektieren gesellschaftliche und persönliche Einstellungen zur aktiven und
passiven Sterbehilfe. Sie kennen verschiedene Vorschriften und Bräuche
unterschiedlicher Religionen, die im Zusammenhang mit dem Tod eine Rolle
spielen." (Staatsinstitut für Schulqualität und Bildungsforschung 2005, Seite 36)

Hier wird ebenfalls die Ethik als Bereich eines speziellen Themas dargestellt,
wobei der Fokus auf dem Sterben liegt.

2.1.3 Persönliche Einschätzung:

a.   Zeitbedarf für das Thema Ethik

Eine Aussage zu dem Zeitbedarf für das Thema Ethik ist schwer zu treffen. Da Ethik kein für sich selbst stehendes Thema in diesem Lehrplan darstellt, sondern eher in verschiedene Lernfelder Berücksichtigung findet. Es werden zu jedem Lernfeld die Gesamtstunden vorgegeben die sich überwiegend zwischen 40 und 80 Stunden bewegen. Die zeitliche Zuordnung zu den Inhalten innerhalb des Lernfeldes bleibt somit den Unterrichtenden vorbehalten.

b.   Aussagen zur methodischen Vermittlung des Themas Ethik

Der Lehrplan beinhaltet keine Aussagen zur methodischen Umsetzung. Er dient viel mehr als Orientierung und Strukturhilfe bei der Planung der Ausbildung.

c.   Reflexive Anteile

Ein reflexives Arbeiten wird in mehreren Lernfeldern als Ziel vorgegeben. Es ist zwar weniger Reflexion aus ethischer Sicht gemeint, dennoch wird die Fähigkeit der generellen Reflexion gefördert.

d.   Ethische Kompetenzentwicklung

Bei den Leitgedanken für den Unterricht an Berufsfachschulen wird die Entwicklung einer Wertorientierung unter besonderer Berücksichtung berufsethischer Aspekte als einer der vier wesentlichen Bereichen beschrieben, auf die sich geplantes schulisches Lernen erstrecken sollte. Diesem Anspruch wird in dem Lehrplan nur gering Rechnung getragen. Es wird aus den Fächern und Lernfeldern nicht richtig erkenntlich, welchen Stellenwert eine ethische Kompetenzentwicklung hat und in welcher Ausprägung und Form sie entwickelt und vermittelt werden soll.

Zusammenfassend ist zusagen das der Bayrische Lehrplan ein Lehrplan ist, in dem die ethische Kompetenzentwicklung eine sekundäre Rolle spielt. Sicherlich ist es richtig und wichtig die ethischen Aspekte bei den gewählten Themen zu erarbeitet. Dennoch scheint die Ethik immer nur ein Anhängsel gewisser Themenfelder zu sein, so dass der Eindruck entsteht, Ethik käme nur in ganz bestimmten Bereichen des pflegerischen Alltages vor. Das Thema der ethischen Kompetenzentwicklung bekommt hier keinen eigenen Stellenwert.

Meine Einschätzung des Lehrplans: „Keine ethische
                                      Kompetenzentwicklung"

2.2 Lehrplan Baden-Württemberg

Bundesland	Baden - Württemberg
Seitenzahl des Lehrplans (gesamt)	78
a. Zeitbedarf für das Thema Ethik	10 +
b. Aussagen zur methodischen Vermittlung	Nicht Vorhanden
c. reflexive Anteile	Ja
d. Förderung der ethischen Kompetenz	Ethischer Ansatz

2.2.1 Kurzportrait

Der Lehrplan gliedert sich in 12 Themenbereiche (siehe Anhang) nach der Vorgabe der Ausbildungs- und Prüfungsverordnung für die Berufe in der Krankenpflege (KrPflAPrV). Zu jedem Themenbereich findet sich eine Vorbemerkung, eine Aussage zur Prüfungsrelevanz, zur handlungsorientierten Themenbearbeitung, zu den Zielen und den zu bearbeitenden Schwerpunkten. Zu jedem dieser Schwerpunkte gibt es mehrer Inhalte.

Diese Inhalte sind in zwei Spalten gelistet. Die linke Spalte beschreibt verbindlich, welche Themen zum Lerngegenstand gemacht werden müssen. Die rechte Spalte bietet Hinweise, Anregungen und Impulse, an welche Inhalte zu denken ist.

2.2.2 Auflistung der Inhalte mit ethischem Bezug

1 Themenbereich:	
Pflegesituationen bei Menschen aller Altersgruppen erkennen, erfassen und bewerten.	
1.4.4 Schwerpunkt:	
Situative, personenbezogene und sachliche Kenntnisgrundlage	
Fragen der Ethik in der Gesundheitsförderung	Der Einzelne und das Gemeinwohl, Berufsethos, Selbstbestimmungsrecht

(LAG Baden-Württemberg und Sozialministerium Baden-Württemberg 2004, Seite 17)

4 Themenbereich:	
Bei der Entwicklung und Umsetzung von Rehabilitationskonzepten mitwirken und diese in das Pflegehandeln integrieren	
4.4.2 Schwerpunkt:	
Rehabilitation	
Rehabilitationsverlauf	Ethische Entscheidungen in der Rehabilitation

(LAG Baden-Württemberg und Sozialministerium Baden-Württemberg 2004, Seite 34f)

5 Themenbereich:	
Pflegehandeln personenbezogen ausrichten	
5.4 Ziele:	
Sie beachten ethnische, interkulturelle, religiöse und andere gruppenspezifische Aspekte sowie ethische Grundfragen.	
5.4.3 Schwerpunkt:	
Ethische Entscheidungen im Laufe des Lebens	
Zeitrichtwert 10 std. / Wissensbereich 3 (4 std.) und 4 (6 std.)	
Grundlagen der Philosophie und der Ethik	Begriffe, Einstellungen, gesellschaftliche Vorstellungen, Haltungen etc.
Modelle ethischer Entscheidungsfindung	
Ethischer Umgang mit Grenzsituationen im Leben (D)	Von der pränatalen Diagnostik über Organspende bis hin zum Sterbeprozess (D)
Ethikkommissionen	Aufgaben, Ziele, Mitwirkung
Entwicklung eigener Standpunkte (D)	Respektvolle Auseinandersetzung mit anderen Meinungen
Sterben und Leben (D)	

(LAG Baden-Württemberg und Sozialministerium Baden-Württemberg 2004, Seite 38)

6 Themenbereich:	
Pflegehandeln an pflegewissenschaftlichen Erkenntnissen ausrichten.	
6.4.1 Schwerpunkt:	
Pflegewissenschaftliches Arbeiten	
Rechtliche und ethische Probleme bei Forschung	Missbrauch von Wissenschaft Informierte Zustimmung (informend consent) Bedeutung von Ethikkommissionen

	Beispiele problematischer Forschungdesigns (z.B. Gültigkeit von Dekubitusrisikoskalen)

(LAG Baden-Württemberg und Sozialministerium Baden-Württemberg 2004,
Seite 41)

6.4.3 Schwerpunkt: Anwendung von Pflegeforschung	
Prinzipien und Ziele evidenzbasierter Pflegepraxis	Ethische und ökonomische Begründung evidenzbasierter Pflege

(LAG Baden-Württemberg und Sozialministerium Baden-Württemberg 2004,
Seite 43)

2.2.3 Persönliche Einschätzung:

a.   Zeitbedarf für das Thema Ethik

Im Themenbereich 5 bekommt die Ethik einen eigenen Stellenwert zugeteilt.
Die inhaltlichen Vorgaben sind auf eine Vermittlung eines ethischen
Grundverständnisses aus, dafür wird dem Thema Ethik ein Zeitrichtwert von 10
Stunden zugewiesen. In weiteren Themenbereichen wie zum Beispiel im
Themenbereich 6 spielen ethische Aspekt eine gewisse Rolle, wobei hier keine
differenzierte Zeitvorgabe gegeben wird. Die ethische Betrachtung in diesem
Themenbereich ist nur ein kleiner Schwerpunkt.

b.   Aussagen zur methodischen Vermittlung des Themas Ethik

Der Lehrplan beinhaltet keine Aussagen zur methodischen Umsetzung. Er dient
viel mehr als Orientierung und Strukturhilfe bei der Planung der Ausbildung.

c.   Reflexive Anteile

Ein reflexives Arbeiten wird in mehreren Themenbereichen als Ziel vorgegeben.
Es ist zwar weniger Reflexion aus ethischer Sicht gemeint, dennoch wird die
Fähigkeit der generellen Reflexion gefördert.

d. Ethische Kompetenzentwicklung

Eine ethische Kompetenzentwicklung findet bedingt statt. Es wird zwar darauf Wert gelegt dem Thema der Ethik einen eigenen, kleinen Raum zugeben und in diesem Raum ein gewisses Grundlagenwissen zu vermitteln, was fehlt ist der Raum, um auf diesen Grundlagen aufzubauen und eine ethische Kompetenz zu fördern.

Zusammenfassend ist zu sagen das der Baden-Württembergische Lehrplan ein Lehrplan ist, in dem die Ethik einen Stellenwert bekommen hat. Es wird darauf Wert gelegt, ein gewisses Grundverständnis zu unterrichten. Leider wird keine Möglichkeit geboten mit diesem Grundlagenwissen weiter zu arbeiten und darauf aufzubauen.

Meine Einschätzung des Lehrplans: „Ethischer Ansatz"

2.3 Lehrplan Rheinland - Pfalz

Bundesland	Rheinland - Pfalz
Seitenzahl des Lehrplans (gesamt)	188
a. Zeitbedarf für das Thema Ethik	52
b. Aussagen zur methodischen Vermittlung	Vorhanden
c. reflexive Anteile	Ja
d. Förderung der ethischen Kompetenz	Ethische Kompetenz

2.3.1 Kurzportrait

Die konzeptionelle Gestaltung des Lehrplans ist kompetenzorientiert, handlungsorientiert und lernfeldorientiert. Der Lehrplan ist in 3 Ausbildungsjahre aufgeteilt, wobei jedes Ausbildungsjahr aus mehreren Lernmodulen besteht. Zu den einzelnen Modulen werden Kompetenzen (Lernziele) benannt die bei den Lernenden zu entwickeln sind. Orientiert an diesen Kompetenzen (Lernziele) gibt es sowohl für den Lernort Schule, als auch für den Lernort Praxis, inhaltliche und zeitliche Angaben was vermittelt werden soll. Ebenso gibt es didaktisch-methodische Empfehlungen zur Gestaltung der Lernsituationen.

2.3.2 Auflistung der Inhalte mit ethischem Bezug

Titel der Lernmodule

(B) Lernmodule des zweiten Ausbildungsjahres		
	Titel des Lernmoduls	**Seite**
14a	Pflegehandeln an ethischen Prinzipien ausrichten und verantworten (I)	**68**
14b (K)	Pflegehandeln an ethischen Prinzipien ausrichten und verantworten (II) (Fallbezug)	**70**
14b (E)	Pflegehandeln an ethischen Prinzipien ausrichten und verantworten (II) (Fallbezug)	**71**

(Ministerium für Arbeit, Soziales, Familie und Gesundheit Rheinland-Pfalz 2005, Seite 31)

Inhaltliche Vorgaben

Lernmodul 14a Pflegehandeln an ethischen Prinzipien ausrichten und verantworten (I)	36

Kompetenzen

Die Lernenden

- orientieren ihr pflegeberufliches Handeln an begründeten ethischen Prinzipien und handeln verantwortungsbewusst
- beziehen pflegebedürftige Menschen, deren Angehörige und Bezugspersonen konsequent in pflegerische Entscheidungsprozesse ein
- reflektieren ethische Problemfelder im pflegeberuflichen Handeln unter Bezugnahme auf ethische Prinzipien und rechtliche Bestimmungen
- entwickeln eine reflektierte Haltung zu ethischen Problemfeldern in der pflegerischen Berufsausübung und vertreten diese im interdisziplinären Kontext

Lernort Schule

Kompetenzanbahnung/ Inhalte

Ethische Aspekte und Problemfelder im persönlichen und beruflichen Handeln erkennen und bearbeiten	22

- Ethische Dilemmasituation(en): Erfahrungen der Lernenden im persönlichen und beruflichen Bereich
- Ethische Problemfelder/ Wertekonflikte in der pflegerischen Berufsausübung (Zwischen Pflegepersonen und pflegebedürftigen Menschen/ Angehörigen, innerhalb des Pflegeteams, zwischen Pflegepersonen und Angehörigen anderer Gesundheitsberufe, zwischen persönlichen und beruflichen Werten)
- Autonomie und Selbstbestimmungsrecht pflegebedürftiger Menschen
- Verantwortungsethik, verantwortliches Handeln in der pflegerischen Berufsausübung, Rolle des pflegerischen Fachwissens
- Rechtliche Aspekte pflegeethischer Probleme
- Grundlagen und zentrale Begriffe der Ethik
- Formen der Ethik, Normbegründung und Prinzipen
- Ethikregeln und –prinzipien in der Pflege, Berufskodizes
- Modelle ethischer Entscheidungsfindung

(Ministerium für Arbeit, Soziales, Familie und Gesundheit Rheinland-Pfalz 2005, Seite 68)

Ethische Grenzsituationen im interdisziplinären Kontext bewältigen	14

- Ethische Grenzsituationen im interdisziplinären Kontext (z.B. Lebensverlängernde Maßnahmen, Zwangsernährung, Fixierung, Schwangerschaftsabbruch, Gentechnologie, Organtransplantation, Therapieabbruch)
- Rechtliche Aspekte ethischer Grenzsituationen
- Ethische Entscheidungsfindung im interdisziplinären Kontext, Rolle der Angehörigen der Pflegeberufe
- Ethikkommissionen

Didaktisch-methodische Empfehlungen zur Gestaltung der Lernsituationen

- Im Hinblick auf den Teilbereich „Ethische Aspekte und Probleme im persönlichen und beruflichen Handeln erkennen und bearbeiten" sollte unbedingt ein erfahrungsbezogener Zugang (z.B. in Form von auszuwertenden Narrativa etc.) zu ethischen Inhalten gewählt werden, um den Lernenden die „Alltäglichkeit" ethischer Herausforderungen zu verdeutlichen.
- Erst dann sollten Konzepte und Theorien der Ethik thematisiert und erarbeitet werden. Dabei sollte auf eine geeignete Bezugnahme auf die von den Lernenden thematisierten Problemfelder und –aspekte geachtet werden.

Lernort Praxis

Kompetenzanbahnung/ Inhalte

Ethische Aspekte und Probleme im persönlichen und beruflichen Handeln erkennen und bearbeiten

- Ethische Problemfelder in der pflegerischen Berufsausübung (Zwischen Pflegepersonen und pflegebedürftigen Menschen/ Angehörigen, innerhalb des Pflegeteams, zwischen Pflegepersonen und Angehörigen anderer Gesundheitsberufe, zwischen persönlichen und beruflichen Werten)
- Autonomie und Selbstbestimmungsrecht pflegebedürftiger Menschen (incl. rechtlicher Grundlagen: Grundgesetz, Einwilligung etc.)
- Ethische Entscheidungsfindung

Ethische Grenzsituationen im interdisziplinären Kontext bewältigen

- Ethische Grenzsituationen im interdisziplinären Kontext (z.B. Lebensverlängernde Maßnahmen, Zwangsernährung, Fixierung, Schwangerschaftsabbruch, Gentechnologie, Organtransplantation, Therapieabbruch)
- Ethische Entscheidungsfindung im interdisziplinären Kontext, Rolle der Angehörigen der Pflegeberufe
- Ethikkommissionen

(Ministerium für Arbeit, Soziales, Familie und Gesundheit Rheinland-Pfalz 2005, Seite 69)

Didaktisch-methodische Empfehlungen zur Gestaltung der Lernsituationen
• Ethische Problemsituationen im beruflichen Alltag sollten von Lehrenden/ Anleitenden und Lernenden gemeinsam analysiert und reflektiert werden.
• Lernende sollten hierbei ein konkretes, im Pflegealltag auftretendes ethisches Problem, dessen Reflexion und die hierzu erarbeitete Strategie zur Problemlösung dokumentieren und in der nächsten schulischen Phase in den Lehr-/ Lernprozess einbringen.
• Lernende sollten Zugang zu Lernort bezogenen Kommissionen und Prozesse ethischer Entscheidungsfindung erhalten (z.B. Ethikrunden, Teambesprechungen, Ethikkommissionen etc.)

(Ministerium für Arbeit, Soziales, Familie und Gesundheit
Rheinland-Pfalz 2005, Seite 69)

Lernmodul 14b Pflegehandeln an ethischen Prinzipien ausrichten und (K) verantworten (II) (Fallbezug)	8
Kompetenzen	
Die Lernenden	
• orientieren ihr pflegeberufliches Handeln an begründeten ethischen Prinzipien und handeln verantwortungsbewusst	
• beziehen Kinder, deren Eltern und Bezugspersonen konsequent in pflegerische Entscheidungsprozesse ein	
• entwickeln und vertreten eine reflektierte ethische Haltung im Zusammenhang mit der Vernachlässigung und/ oder Misshandlung eines Kindes (Fallbezug)	
Lernort Schule	
Kompetenzanbahnung/ Inhalte	
Ausgewählte Fallstudie mit dem Fokus „Ethische Entscheidungsfindung im Zusammenhang mit der Vernachlässigung und/ oder Misshandlung eines Kindes"	
• Erkennen, Erfassen und Bewerten des ethischen Problems	
• Entwickeln, Durchführen und Auswerten einer geeigneten Strategie zur Problemlösung	
Didaktisch-methodische Empfehlungen zur Gestaltung der Lernsituationen	
• In Bezug auf die Fallstudie sollte ein problemorientiertes Vorgehen gewählt werden. Hierzu bietet sich z.B. eine Fallkonstruktion mit dem Schwerpunkt „Vernachlässigung und oder Misshandlung eines Kindes" an.	
• Andere Fallkonstruktionen sind denkbar. Hier ist insbesondere der Einbezug der Erfahrungen der Lernenden zu berücksichtigen.	

(Ministerium für Arbeit, Soziales, Familie und Gesundheit
Rheinland-Pfalz 2005, Seite 70)

Lernmodul 14b Pflegehandeln an ethischen Prinzipien ausrichten und (E) verantworten (II) (Fallbezug)	8

Kompetenzen

Die Lernenden

- orientieren ihr pflegeberufliches Handeln an begründeten ethischen Prinzipien und handeln verantwortungsbewusst
- beziehen pflegebedürftige Menschen, deren Angehörige und Bezugspersonen konsequent in pflegerische Entscheidungsprozesse ein
- entwickeln und vertreten eine reflektierte ethische Haltung im Zusammenhang mit der Nahrungsverweigerung eines pflegebedürftigen Menschen (Fallbezug)

Lernort Schule

Kompetenzanbahnung/ Inhalte

Ausgewählte Fallstudie mit dem Fokus „Ethische Entscheidungsfindung im Zusammenhang mit der Nahrungsverweigerung eines pflegebedürftigen Menschen"

- Erkennen, Erfassen und Bewerten des ethischen Problems
- Entwickeln, Durchführen und Auswerten einer geeigneten Strategie zur Problemlösung

Didaktisch-methodische Empfehlungen zur Gestaltung der Lernsituationen

- • In Bezug auf die Fallstudie sollte ein problemorientiertes Vorgehen gewählt werden. Hierzu bietet sich z.B. eine Fallkonstruktion mit dem Schwerpunkt „Nahrungsverweigerung eines älteren pflegebedürftigen Menschen" (z.B. in einer Einrichtung der Altenhilfe) an.
- • Andere Fallkonstruktionen sind denkbar. Hier ist insbesondere der Einbezug der Erfahrungen der Lernenden zu berücksichtigen.

(Ministerium für Arbeit, Soziales, Familie und Gesundheit
Rheinland-Pfalz 2005, Seite 71)

2.3.3 Persönliche Einschätzung:

a.   Zeitbedarf für das Thema Ethik

Der Zeitansatz der hier fest gegeben wird liegt bei 52 Stunden. In diesem Zeitrahmen werden Grundlagen vermittelt und die Möglichkeit gegeben mit diesen Grundlagen zu arbeiten.

b.   Aussagen zur methodischen Vermittlung des Themas Ethik

Sehr schön in diesem Lehrplan finde ich, dass didaktisch-methodische Empfehlungen zur Gestaltung der Lernsituationen aufgeführt sind. Hierdurch bekommen Lehrende Ideen und Anregungen wie dieses Thema plastischer vermittelt werden kann, in dem, zum Beispiel, weitere Lernorte wie Ethikkommissionen oder Ethikrunden mit einbezogen werden.

c.   Reflexive Anteile

Der Lehrplan beinhaltet sehr viele reflexive Anteile und dies nicht nur im Allgemeinen, sondern auch im konkreten ethischen Bereich. So sollen zum Beispiel ethische Problemsituationen im beruflichen Alltag gemeinsam von Lehrenden, Anleitenden und Lernenden analysiert und reflektiert werden. Ebenfalls ist bei der Auflistung der Kompetenzen (Lernziele) der hohe Anspruch an die Fähigkeit der Reflexion zu erkennen.

d.   Ethische Kompetenzentwicklung

Der Lehrplan wird einer ethischen Kompetenzentwicklung gerechter als die vorhergegangenen. Er vermittelt Grundlagenwissen und bietet die Möglichkeit auf diesem Wissen aufzubauen. Es wird der Anspruch erkennbar, dass nicht nur inhalt vermittelt werden, sondern die Lernenden mit dem Gelernten handeln und arbeiten sollen.

Zusammenfassend ist zu sagen, dass der Lehrplan von Rheinland–Pfalz ein Lehrplan ist, in dem die ethische Kompetenzentwicklung einen Stellenwert bekommen hat.

Meine Einschätzung des Lehrplans: „Ethische Kompetenzentwicklung"

2.4   Zusammenfassung

Die vorgestellten Lehrpläne vermitteln ein sehr unterschiedliches Bild von dem Stellenwert der Ethik in der Gesundheits- und Krankenpflegeausbildung. Sicherlich liegt das zum einen an der unterschiedlichen Aufmachung der Lehrpläne und dem damit verbundenen Handlungsspielräumen für die Schulen. In Bayern wird dem Thema der Ethik nicht mal ein eigener Raum gelassen, es wird mehr an Anhängsel verschiedener Themen gesehen. Baden – Württemberg hat dem Thema der Ethik schon etwas mehr Raum, von mindestens 10 Stunden gegeben, plus die Zeit, in denen ethische Fragestellungen eine generelle Rolle spielen, wie zum Beispiel Abbruch der lebenserhaltenden Maßnahmen oder Transplantationen. Den größten Stellenwert spielt Ethik im Lehrplan von Rheinland – Pfalz. Hier wird dem Thema Ethik 52 Stunden zugewiesen und von den Inhalten die vermittelt werden, gibt dieser Lehrplan an meisten her was einer ethischen Kompetenzentwicklung entspricht.

Kapitel 3
Modelle der ethischen Entscheidungsfindung

In diesem Kapitel werden zwei Modelle vorgestellt, die sich gut eignen, um mit Lernenden ethische Problemsituationen strukturiert zu bearbeiten und somit eine ethische Kompetenz zu fördern. Dabei geht es um das „Reflexionsmodell" von Marianne Rabe und das „Organisationsethische Modell der Entscheidungsfindung" von Marion Großklaus-Seidel.

3.1   Reflexionsmodell von Marianne Rabe

Rabe kommt zu dem Schluss, dass es bei den existierenden Modellen der ethischen Entscheidungsfindung weniger um die Entwicklung der ethischen Kompetenz geht. Die Modelle sind meist handlungs- oder lösungsorientiert, was sicherlich nichts Schlechtes oder Verkehrtes ist. Doch in der Ausbildung sollten erstmals die Fähigkeit der ethischen Reflexion gefördert werden. Das Arbeiten mit Modellen in der Ausbildung hält sie aber für äußerst wichtig, da in den Modellen die wichtigsten Punkte, die zu einer reflexionsorientierten Falldiskussion nötig sind, in einer sinnvollen Reihenfolge aufgeführt werden (vgl. Rabe 2005, Seite 134ff). Da für Rabe die ethische Reflexion eine bestimmende Fähigkeit ist, die es gilt in der Ausbildung zu fördern, entwickelte sie ein Modell der ethischen Reflexion.

Erörterung des Modells

„Das Modell kann eine Hilfestellung sowohl für die Moderation als auch für die Gruppe darstellen. Es hilft dabei, eine Diskussion vor dem Abgleiten in Beliebigkeit und vor einseitiger Betonung eines Detailaspektes zu bewahren." (Rabe 2005, Seite 137) Es gliedert sich in drei Hauptschritte:

1. Situationsanalyse
2. ethische Reflexion
3. Ergebnisse

„Ausgehend von der konkreten Situation erfolgt mit der ethischen Reflexion zugleich eine Abstraktion, nämlich die Besinnung auf das Allgemeine, Grundlegende und im letzten Schritt zum einen ein Rückblick auf den Diskussionsprozess selbst und zum anderen ein Rückbezug auf die Ausgangssituation." (Rabe 2005, Seite 138)

Model für die ethische Reflexion

1. Situationsanalyse
Persönliche Reaktion
Die Sicht der anderen: Perspektive aller am Fall beteiligten Personen
Alternative Handlungsmöglichkeiten und ihre Folgen für die Betroffenen
2. Ethische Reflexion
Benennen des ethischen Problems
Formulierung der normativen Orientierung und übergeordneten Prinzipien, die für diese Situation von Bedeutung sind
Verantwortungsebene: persönlich
institutionell
gesellschaftspolitisch
3. Ergebnisse
Ethisch begründete Beurteilung
Konsens/Dissens
Nötige praktische Konsequenzen und ihre Durchsetzung

(Rabe 2005, Seite 138)

Die Situationsanalyse

Die Situationsanalyse gliedert sich in drei weitere Punkte.

1. Situationsanalyse
Persönliche Reaktion
Die Sicht der anderen: Perspektive aller am Fall beteiligten Personen
Alternative Handlungsmöglichkeiten und ihre Folgen für die Betroffenen

Dabei geht es zunächst um die Gefühle und spontane Reaktion der Teilnehmer. Gefühle, Unbehagen und Ärger machen uns darauf aufmerksam, dass bei der vorgestellten oder erlebten Situation noch etwas zu klären ist. Für diese Klärung sollte man ausreichend Zeit lassen, da diese Empfindungen einen eigen Bezug der Teilnehmer zu dem Fall herstellen helfen und weil sie zum Störfaktor werden können, wenn sie keinen Platz bekommen.

Im Weiteren geht es um die Perspektiven aller am Fall beteiligten Personen. Auch sollen die Beziehungen der Beteiligten untereinander thematisiert werden. Viele Fallgeschichten lassen Fragen offen, daher ist es sinnvoll, auch Vermutungen zu äußern und zu begründen.

Bei den Überlegungen zu den alternative Handlungsmöglichkeiten und ihre Folgen für die Betroffen geht es vor allem darum, sich klar zu machen, dass es immer mehrer Möglichkeiten gibt, mit einer gegebenen Situation umzugehen (vgl. Rabe 2005, Seite 139). „Oft stehen Pflegende unter dem Eindruck von Sachzwängen oder institutionellen Gewohnheiten. Deren kreative Überschreitung kann manchmal auch ganz neue Möglichkeiten eröffnen. Die Bewältigung moralischer Problem erfordert auch moralische Phantasie." (Rabe 2005, Seite 139)

Die ethische Reflexion

Die ethische Reflexion gliedert sich in drei weitere Punkte.

2. Ethische Reflexion
Benennen des ethischen Problems
Formulierung der normativen Orientierung und übergeordneten Prinzipien, die für diese Situation von Bedeutung sind
Verantwortungsebene: persönlich
institutionell
gesellschaftspolitisch

Hier soll mit der Frage nach dem ethischen Problem die Diskussion auf den Punkt gebracht werden, oder es wird deutlich, dass es keine Einigkeit über die Definition des Problems gibt.

Im zweiten Schritt sollen die Grundsätze, Prinzipien oder Werthaltungen benannt und diskutiert werden, die bei dem Fall verletzt werden oder bei ihrer Beurteilung zur Orientierung dienen können.

Die Frage nach der Verantwortung in diesem Fall und wo sie angesiedelt ist, vervollständigt die ethische Reflexion und bildet eine Grundlage für die abschließende Beurteilung (vgl. Rabe 2005, Seite 140).

<u>Die Ergebnisse</u>

Die Ergebnisse gliedern sich in drei weitere Punkte.

3. Ergebnisse
Ethisch begründete Beurteilung
Konsens/Dissens
Nötige praktische Konsequenzen und ihre Durchsetzung

In der ethisch begründeten Beurteilung werden die wichtigsten Erkenntnisse aus dem ersten und zweiten Schritt zusammengefasst. Hier werden häufig unterschiedliche Meinungen und Sichtweisen deutlich, die ebenso zum Ergebnis einer ethischen Diskussion gehören wie die Formulierung dessen, was als Konsens gefunden wurde. Den mit Blick auf das Bildungsziel sind diese Begründungen und Erläuterungen ebenso wichtig wie die Feststellungen, die dort getroffen werden (vgl. Rabe 2005, Seite 140).

„Auch wenn die Reflexion selbst keine eindeutige Lösung für eine Frage gefunden hat, können in der Diskussion doch Faktoren deutlich werden, die zu dem Problem beitragen, wie etwa schlechte Kommunikation zwischen Pflegenden und Ärzten (ein sehr häufiges Problem), Mängel in der Organisation oder Schulungsbedarf." (Rabe 2005, Seite 140)

Hieraus können sich aber Vorschläge ergeben, die auch im Hinblick auf das Vorgehen zu ihrer Durchsetzung diskutiert werden sollte.

3.2 Organisationsethische Modell der Entscheidungsfindung von Marion Großklaus-Seidel

Für Großklaus-Seidel dienen Modelle der ethischen Entscheidungsfindung, zum bewussten Einbeziehen der ethischen Dimension. Mit ihrer Hilfe können ethische Problemsituationen systematisch und reflektiv bearbeitet werden und geben somit die Möglichkeit Entscheidungen begründbar zu vertreten. Ihr organisationsethische Modell der Entscheidungsfindung legt den Schwerpunkt auf die ethische Problemerkennung und die Reflexion möglicher Handlungsalternativen in ihren konkreten Organisationskontexten. (vgl. Großklaus-Seidel 2002, Seite 122)

Erörterung des Modells

Das Modell hält Großklaus-Seidel gut geeignet für Teambesprechungen, aber auch für Einzelpersonen, denen die sozialstrukturelle Verortung eines ethischen Problems wichtig erscheint. Es gliedert sich in vier Hauptschritte, jeder dieser Schritte beinhaltet Fragen zur Konkretisierung des ethischen Problems und vor allem zur Reflexion der Handlungsalternativen.

Schritte vom Problem zur Lösung

1. Benennen:
Was ist geschehen?
Was ist das „ethische" Problem?
Welche Handlungsmöglichkeiten sind denkbar?

Bei dem Benennen geht es zunächst um die Situation selbst und um das ethische Problem in dieser Situation. Hier wird häufig schon deutlich, dass ethische Probleme mehrere Dimensionen haben und somit auch verschiedene Handlungsmöglichkeiten bieten. Diese Handlungsmöglichkeiten gilt es zunächst einmal zu sammeln.

2. Beschreiben:	Die aufgelisteten Handlungsmöglichkeiten werden zunächst nach folgenden Aspekten beschrieben:
<ul><li>Wer hat ein Interesse an der Handlung bzw. wer ist verantwortlich?</li><li>Wie lautet die Begründung für die Handlung?</li><li>Welche Motive des Interessenten / Verantwortlichen werden deutlich oder lassen sich vermuten?</li><li>Wer soll die Handlung ausführen?</li><li>In welcher sozialen Beziehung steht der Ausführende der Handlung zum Interessenten bzw. Verantwortlichen und zum beruflichem Umfeld?</li><li>Welche Motive hat der Ausführende?</li><li>Welche handlungsleitende Regel liegt der Handlung zugrunde?</li></ul>	

Da viele der Alternativen eine große Reichweite haben, sollte jede Einzelne mit den aufgeführten 7 Fragen betrachtet werden. Mit Hilfe dieser Fragen werden die Rahmenbedingungen und die damit verbundene Reichweite dieser Handlungsalternative sichtbar. Es geht vor allem um die Verantwortlichkeit bei den Handlungsmöglichkeiten und deren Begründungen. Ebenso wird nach den sozialen Beziehungen zwischen Interessenten und Ausführenden der Handlung, sowie den handlungsleitenden Regeln geschaut.

3. Bewerten:	Die aufgelisteten Handlungsalternativen werden dann bewertet:
<ul><li>Welche anthropologischen Grundeinsichten kommen zum Ausdruck?</li><li>Welche ethischen Prinzipien werden berücksichtigt oder verletzt?</li><li>Welche interpersonale Verfahrensmerkmale für Entscheidungen in Organisationen werden gewürdigt bzw. vernachlässigt?</li></ul>	

Bei dem Bewerten wird eine ethische Gewichtung vorgenommen, denn nicht alle Handlungsmöglichkeiten sollen am Ende umgesetzt werden, sondern nur eine. Da die Wahl einer guten Begründung bedarf, werden hier die Wertvorstellungen und Menschenbilder aller Beteiligten an den Alternativen thematisiert.

4. Entscheiden:	Die Handlungsalternativen werden schließlich nach Prioritäten geordnet:
• Welche Alternativen sind abzulehnen? • Welchen Alternativen kommt eine hohe Priorität zu? • Welche Alternative mit hoher Priorität lässt sich in der konkreten Situation umsetzen?	

Im vierten Schritt muss nun entschieden werden welche Handlungsalternative abgelehnt bzw. welche bevorzugt werden soll.

3.3 Zusammenfassung

Modelle der ethischen Entscheidungsfindung sind ein wichtiger Bestandteil für eine ethische Kompetenzentwicklung. Die dargestellten Modelle von Marianne Rabe und Großklaus-Seidel, sind besonderst gut anwendbar in der Ausbildung. Beide eigenen sich um Fälle systematisch zu bearbeiten und schulen dabei nicht nur das methodische vorgehen, sondern ebenfalls die ethische Reflexionsfähigkeit, Diskursfähigkeit und Urteilsfähigkeit. Sie sind nicht zu kleinschrittig und komplex aufgebaut und bleiben hierdurch verständlich und nachvollziehbar. Dennoch würde ich eine Differenzierung in Bezug auf das Ausbildungsjahr machen. Das Reflexionsmodell von Marianne Rabe bietet sich gerade für Auszubildende im ersten Lehrjahr an. Sie selbst sagt zu ihrem Modell, dass der Schwerpunkt auf der ethischen Reflexion liegt und weniger auf der Entscheidung. Durch ihre einfache Struktur und einfache Fragestellungen brauchen die Auszubildenden noch kein all zu großes Hintergrundwissen um den Pflegeberuf. Es bietet sich daher gut an, um Auszubildenden zum Einen an den Umgang mit Modellen heranzuführen und zum Anderen Fähigkeiten der ethischen Kompetenz zu fördern. Das organisationsethische Modell der Entscheidungsfindung von Marion Großklaus-Seidel hingegen, halte ich für Auszubildende die sich im zweiten und dritten Ausbildungsjahr befinden geeigneter. Wobei ich hier noch anfügen muss, dass die Auszubildenden schon Erfahrungen mit Modellen der ethischen Entscheidungsfindung haben sollten. Es könnte zum Beispiel aufbauend an das Reflexionsmodell verwendet werden.

Hier sollten die Auszubildenden auch den Pflegeberuf und seine Rahmenbedingungen schon etwas besser kennen gelernt haben. Denn der Schwerpunkt liegt auf der Reflexion der Handlungsalternativen und deren Rahmenbedingungen, mit dem Ziel einer praktikablen Entscheidung.

Geprägt von der persönlichen Entwicklung und Erziehung bringt jeder Schüler ein ethisch moralisches Verständnis mit. So dass jeder von ihnen zu den Fallgeschichten eine eigene Haltung hat und nach seiner Wertabschätzung von „Gut und Böse" implizit zu seinem Urteil kommt.

Kapitel 4

Persönlichen Vorstellungen einer didaktischen Vermittlung des Themas Ethik im Pflegeunterricht.

Mit Hilfe der vorangegangenen Kapitel konnte man sich einen Überblick verschaffen welchen Stellenwert Ethik und eine ethische Kompetenzentwicklung in der Pflegeausbildung hat. Hieran anschließen möchte ich mit meinen persönlichen Vorstellungen einer didaktischen Vermittlung des Themas Ethik im Pflegeunterricht.

Diese Vorstellungen gliedern sich in drei Bereiche. Im ersten Bereich geht es um die Stundenanzahl und deren Verteilung auf drei Ausbildungsjahre. Im zweiten Bereich um die Inhalte und die Methoden und im dritten Bereich um die Probleme und Schwierigkeiten.

4.1 Stundenanzahl und deren Verteilung auf drei Ausbildungsjahre

Bei der Betrachtung der Lehrpläne fällt vor allem auf, dass Ethik zwar einen gewissen Raum bekommt, doch eine ethische Kompetenzentwicklung nicht unbedingt einen Schwerpunkt bildet. Denn entweder ist der vorgegeben zeitliche Rahmen zu gering, oder mit zu vielen inhaltlichen Vorgaben bestückt, so dass für die Entwicklung einer ethischen Kompetenz kaum Ressourcen bleiben. Daher sollte man sich im Klaren sein, welchen Anspruch man, als Lehrer oder Institution, an die Ausbildung hat!

Soll man Wissensgrundlage zu dem Thema Ethik vermitteln oder soll darauf aufbauend auch eine ethische Kompetenz entwickelt werden?

In den Lehrplänen wird der Lernfeldansatz verfolgt. Jedes Lernfeld gliedert sich in unterschiedliche Themenschwerpunkte, die in einem gewissen Zeitrahmen zu bearbeiten sind und an ein bestimmtes Ausbildungsjahr oder Halbjahr gebunden werden. Daher kann, für mein Verständnis, nicht von einer Entwicklung der ethischen Kompetenz gesprochen werden. Um von einer Entwicklung sprechen zu können, muss über die gesamten drei Jahre Ethik eine Rolle spielen.

Für die Entwicklung einer ethischen Kompetenz sollte den Auszubildenden die Möglichkeit gegeben werden, die Fähigkeiten der ethischen Kompetenz zu trainieren und anzuwenden. Hiefür wird natürlich Zeit benötigt. Daher halte ich einen Stundenansatz von mindestens 150 Stunden, verteilt auf sechs Halbjahre, für angemessen. Bei diesen 150 Stunden handelt es sich nicht um eine reine Wissensvermittlung, der größere Anteil von ca. 100 Stunden sollte genutzt werden, um auf zuvor vermittelten Grundlagen für die ca. 50 Stunden vorgesehen sind, aufzubauen. Da ethische Fragestellungen eigentlich aus dem beruflichen Alltag kommen ist es wichtig, dass die Möglichkeit besteht, Erfahrungen und Erlebnisse aus der Praxis ethisch zu hinterfragen und aufzuarbeiten. Zurzeit sieht es noch etwas anders aus. Es findet eine inhaltliche Vermittlung statt, aber Raum für eine Aufarbeitung der Erfahrungen und Erlebnisse ist kaum, wenn überhaupt gegeben. Diesen Raum sollten die 100 Stunden bilden, in denen Gelegenheit gegeben wird, erlebtes zu reflektieren und die ethischen Kompetenzen weiter zu fördern.

Im Folgenden wird, anhand einer exemplarischen Dreijahresplanung, die Verteilung der 150 Stunden dargestellt und begründet. Die Planung richtet sich nach dem neuen Krankenpflegegesetz von 2004 und spiegelt so den gesetzlich vorgeschriebenen Rahmen von 2100 Theoriestunden und 2500 Praxisstunden. Der Dreijahresplan wird in Halbjahren aufgelistet. In den Spalten von oben nach unten ist Folgendes zu erkennen.

Ausbildungshalbjahr									
Kalenderwoche	1	2	3	4	5	6	7	8	9
Monat	Januar				Februar				März
Zeitschiene 38,5	38,5	77,0	115,5	154,0	192,5	231,0	269,5	308,0	346,5
	Schul-Block								
Blockwochenzeit	38,5	77,0	115,5						

Die Bedeutung der einzelnen Farben wird in der folgenden Legende erörtert.

Legende Dreijahresplanung:

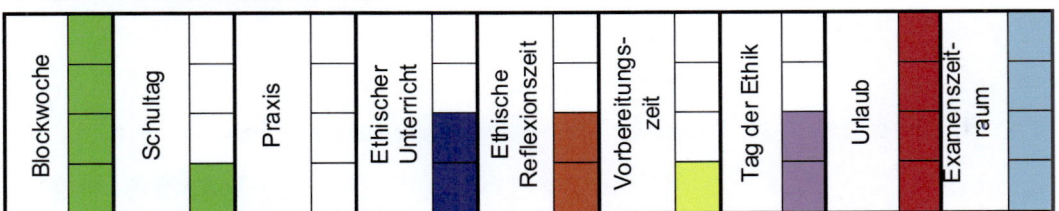

Blockwochen: Bei dem vorliegenden Beispiel gibt es 2 – 4 Blockwochen und einen Einführungsblock von 9 Wochen

Schultag: Insgesamt sind 14 Schultage geplant, wobei der überwiegende Anteil auf das 1. und 2 Ausbildungsjahr gelegt wurde.

Praxis: Die Praxisblöcke betragen in der Regel 6 – 7 Wochen.

Ethischer Unterricht: In den Blockwochen in denen ethische Themen Unterrichtet werden sind blau gekennzeichnet. Die

	Inhalte sind hierbei fest vorgegeben und beziehen sich auf die oben genannten 50 Stunden.
Ethische Reflexionszeit:	Insgesamt wird 8-mal die „Ethische Reflexionszeit" angeboten. Hier wird zum einen Raum gegeben reflexiv zu arbeiten, da ethische Probleme aus der Praxis besprochen werden können und zum anderen gezielte Praxisaufträge die in den Blöcken zuvor aufgetragen wurden bearbeitet werden. Ebenfalls kann die Zeit hier genutzt werden, um mit Fallgeschichten intensiv zu arbeiten und somit den Umgang mit ethischen Entscheidungsmodellen zu fördern. Je nach Block und Ausbildungsjahr sollten zwischen 4 und 8 Schulstunden hierfür geplant werden.
Vorbereitungszeit:	Dieser Zeitrahmen dient zur inhaltlichen Ausgestaltung des „Tag der Ethik". Die Auszubildenden bekommen bis zu 8 Schulstunden zur Verfügung zur methodischen und inhaltlichen Bearbeitung ihres Themas.
Tag der Ethik:	Diesen Tag machen alle Auszubildenden während ihrer Ausbildung dreimal mit. Denn alle Kurse treffen sich an diesem Tag in der Schule und präsentieren etwas zu dem Thema Ethik. Jedes Ausbildungsjahr hat im Vorfeld einen Themenschwerpunkt, angepasst am Ausbildungsstand, zugewiesen bekommen. Was konkret als Inhalt zu dem Themenschwerpunkt kommt und wie die Präsentation ist, bleibt den Kursen überlassen. Die Themenschwerpunkte sind:

1. Ausbildungsjahr:

Menschenbilder / Werte und Normen

2. Ausbildungsjahr:

Ethik in der Forschung / Pflegeforschung

	<u>3. Ausbildungsjahr:</u>
	Ethik im Gesundheitswesen
Urlaub:	In der vorliegenden Planung sind im 1. und 2.
	Ausbildungsjahr 4 Wochen Urlaub fest verplant, die
	übrigen Tage können die Schüler individuell nehmen.
	Im 3. Ausbildungsjahr sind zunächst nur 2 Wochen
	fest geplant, hier können die Auszubildenden
	weiteren Urlaub individuell im Examenszeitraum
	nehmen.
Examenszeitraum:	In diesem Zeitraum finden die Examen statt. Hier
	können zwischen den einzelnen Examen weitere
	Urlaubstage genommen werden.

Stundenverteilung für das Thema Ethik und Verteilung der ethischen Reflexionszeit im 1. Ausbildungshalbjahr:

1. Ausbildungshalbjahr

KW	41	42	43	44	45	46	47	48	49	50	51	52	53	1	2	3	4	5	6	7	8	9	10	11	12	13	14
	Oktober			November				Dezember						Januar					Februar						März		
	38,5	77,0	115,5	154,0	192,5	231,0	269,5	308,0	346,5	385,0	423,5	462,0	500,5	539,0	577,5	616,0	654,5	693,0	731,5	770,0	808,5	847,0	885,5	924,0	962,5	1001,0	1039,5
	38,5	77,0	115,5	192,5	231,0	269,5	308,0	346,5		38,5	77,0	115,5	154,0	192,5	231,0		431,0	469,5	269,5	308,0	346,5	385,0	423,5	462,0	523,0	561,5	600,0
				9 Wochen Einführungsblock			269,5	308,0	346,5		354,0					392,5	431,0	469,5		477,0			484,5			561,5	600,0

Blockkennzeichnung: 9 Wochen Einführungsblock · 3 Wochen 2.Block · 4 Wochen 3.Block

Themen:

Persönliches Menschenbild	4 std.
Berufliches Menschenbild	4 std.
Werte und Normen	4 std.
Grundlagen und zentrale Begriffe der Ethik	4 std.
Rechtliche Aspekte	2 std.

Im Einführungsblock sollte ein Themenschwerpunkt die Menschenbilder, sowie die Werte und Normen sein. Dabei können unterschiedliche Perspektiven betrachtet werden. Zum Beispiel im Gesundheitswesen, der Medizin, der Pflege aber auch aus Sicht der Gesellschaft, der Kultur oder im Wandel der Zeit. Am Ende sollten die Auszubildenden ihr persönliches Menschenbild, zusammen mit ihren Wertvorstellungen visuell zum Ausdruck bringen. Im zweiten Block sollte es um die Grundlagen und zentrale Begriffe, sowie rechtliche Aspekte der Ethik gehen.

Daran angeknüpft könnte ein Praxisauftrag werden, der zum Beispiel gezielt nach dem erlebten Werte und Normen in der Praxis fragt und welches Menschenbild sich daraus ergibt. Ebenso wäre die Frage denkbar, nach erlebten ethischen Situationen. Zum Ende des 1. Ausbildungshalbjahr findet eine „Ethische Reflexionszeit" statt in der die Praxisaufträge besprochen werden.

Im Einführungsblock findet auch der „Tag der Ethik" statt. Dieser Tag ist zum Austausch aller Auszubildenden zu verstehen. Alle Lehrklassen sind an diesem Tag anwesend und präsentieren ihre Arbeiten zum Thema Ethik. Jedes Ausbildungsjahr hat für den „Tag der Ethik" einen thematischen Schwerpunkt bekommen, angepasst an dem Entwicklungsstand der ethischen Kompetenz und des Hintergrundwissens zum Thema Ethik. Für das 1. Ausbildungsjahr ist der Schwerpunkt das Thema Menschenbilder, Werte und Normen. Weiter können die Auszubildenden sehen, was sie in der Ausbildung zu dem Thema der Ethik noch erwartet.

Stundenverteilung für das Thema Ethik und Verteilung der ethischen Reflexionszeit im 2. Ausbildungshalbjahr:

2. Ausbildungshalbjahr

KW	15	16	17	18	19	20	21	22	23	24	25	26	27	28	29	30	31	32	33	34	35	36	37	38	39	40
Monat	April			Mai				Juni				Juli					August					September				
	1078,0	1116,5	1155,0	1193,5	1232,0	1270,5	1309,0	1347,5	1386,0	1424,5	1463,0	1501,5	1540,0	1578,5	1617,0	1655,5	1694,0	1732,5	1771,0	1809,5	1848,0	1886,5	1925,0	1963,5	2002,0	2040,5
	500,5	530,0		577,5	616,0	654,6	603,0									731,5	770,0	808,5	847,0	885,5	924,0					962,5
	638,5		646,0			653,5		692,0	730,5	769,0	807,5						815,0			822,5		861,0	899,5	938,0		976,5

(Blockangaben: „4 Wochen 4.Block" im Bereich Juni; „4 Wochen 5.Block" im Bereich September)

- 63 -

Themen:

Ethische Dilemmasituationen	2 std.
Die ethische Fallbesprechung	2 std.
Ethische Ebene der Problemfelder/ Wertekonflikte in der pflegerischen Berufsausübung	2 std.
Einführung in die Grundlagen und Aufgaben der Pflegeethik	7 std.

Im 2. Ausbildungshalbjahr wird auf den vermittelten Inhalten und Erfahrungen des 1. Ausbildungshalbjahres aufgebaut. Die Thematik Ethik wird konkreter auf das Berufsfeld Pflege hin betrachtet. Mit Hilfe der Praxisaufträge und der „Ethischen Reflexionszeit" sind evtl. Situationen geschildert worden, an denen ethische Dilemmata zu erkennen sind. Daher sollten im 4. Block die ethische Dilemmasituationen, ethische Fallbesprechung und die ethische Ebene der Problemfelder/ Wertekonflikte in der pflegerischen Berufsausübung, sowie die Einführung in die Grundlagen und Aufgaben der Pflegeethik Thema sein. Weiter sollte ein Praxisauftrag erfolgen, der bis zur nächsten „Ethischen Reflexionszeit" die vermittelten Inhalte aus dem 2. Ausbildungshalbjahr vertieft. Zum Beispiel könnten die Auszubildenden schauen, in welchem Umfang die ethische Grundprinzipien in der täglichen Arbeit zu finden sind. Sie sollten ihr Arbeitsfeld hinterfragen und erlebte Dilemmasituationen beschreiben und einer ethischen Ebene zuordnen.

Stundenverteilung für das Thema Ethik und Verteilung der ethischen Reflexionszeit im 3. Ausbildungshalbjahr:

KW	41	42	43	44	45	46	47	48	49	50	51	52	1	2	3	4	5	6	7	8	9	10	11	12	13
	Oktober				November				Dezember				Januar				Februar				März				
	2079.0	2117.5	2156.0	2194.5	2233.0	2271.5	2310.0	2348.5	2387.0	2425.5	2464.0	2502.5	2541.0	2579.5	2618.0	2656.5	2695.0	2733.5	2772.0	2810.5	2849.0	2887.5	2926.0	2964.5	3003.0
	1001.0	1039.5	1078.0	1116.5	1155.0					1193.5	1232.0	1270.5	1309.0	1347.5	1386.0	1424.5					1463.0	1501.5	1540.0	1578.5	1617.0
					4 Wochen 6.Block												4 Wochen 7.Block								
					1015.0	1053.5	1092.0	1130.5			1138.0						1176.5	1215.0	1254.5	1292.0					

Themen:

Ethische Entscheidungsmodelle	8 std.
Institutionelle ethische Gremien	3 std.
Ethik in der Forschung	4 std.

Im 3. Ausbildungshalbjahr liegt der Schwerpunkt auf der ethischen Urteilsbildung und den Möglichkeiten eines professionellen Diskurses mit ethischen Dilemmasituationen. Die Auszubildende bekommen einen Überblick der gängigen ethischen Entscheidungsmodelle in der Medizin und Pflege und in welchen Gremien diese zur Anwendung kommen. Hier sollte der Umgang mit ethischen Entscheidungsmodellen geübt werden. Die weiteren Praxisaufträge könnten nun immer darauf ausgelegt werden, ethische Dilemma in der Praxis zu erkenne und zu benennen. In der „Ethischen Reflexionszeit" können die vorgestellten Situationen mit Hilfe eines Entscheidungsmodells bearbeitet werden. Im 3. Ausbildungshalbjahr findet ebenfalls

der „Tag der Ethik" statt. Der thematische Schwerpunkt für das zweite Ausbildungsjahr ist die Ethik in der Forschung bzw. Pflegeforschung.

Stundenverteilung für das Thema Ethik und Verteilung der ethischen Reflexionszeit im 4. Ausbildungshalbjahr:

4. Ausbildungshalbjahr

KW	14	15	16	17	18	19	20	21	22	23	24	25	26	27	28	29	30	31	32	33	34	35	36	37	38	39
Monat	April				Mai					Juni				Juli					August				September			
	3041,5	3080,0	3118,5	3157,0	3195,5	3234,0	3272,5	3311,0	3349,5	3388,0	3426,5	3465,0	3503,5	3542,0	3580,5	3619,0	3657,5	3696,0	3734,5	3773,0	3811,5	3850,0	3888,5	3927,0	3965,5	4004,0
	1655,5	1694,0	4 Wochen 8.Block				1732,5	1771,0	1809,5	1848,0	1886,5	1925,0	2Wochen 9.Block						2Wochen 10.Block		1963,5	2002,0	2040,5	2079,0	2117,5	2156,0
			1330,5	1369,0	1407,5	1446,0							1484,5	1523,0					1561,5	1600,0						

Ab dem 4. Ausbildungshalbjahr gibt es keine ethischen Themen mehr, vielmehr sollte ab hier gezielt die Fähigkeiten der ethischen Kompetenz gefördert werden. Daher finden ab dem 4. Ausbildungshalbjahr, unterstützt durch gezielte Praxisaufträge, 2-mal pro Halbjahr eine „Ethische Reflexionszeit" statt.

Stundenverteilung für das Thema Ethik und Verteilung der ethischen Reflexionszeit im 5. Ausbildungshalbjahr:

5. Ausbildungshalbjahr

KW	40	41	42	43	44	45	46	47	48	49	50	51	52	1	2	3	4	5	6	7	8	9	10	11	12	13	14
Monat	Oktober				November					Dezember				Januar				Februar						März			
	4047,5	4081,0	4119,5	4158,0	4196,5	4235,0	4273,5	4312,0	4350,5	4389,0	4427,5	4466,0	4504,5	4543,0	4581,5	4620,0	4658,5	4697,0	4735,5	4774,0	4812,5	4851,0	4889,5	4928,0	4966,5	5005,0	5043,5
					2194,5	2233,0	2271,5	2310,0	2348,5	2387,0	2425,5	2464,0	2502,5	2541,0	2579,5	2618,0	2656,5							2695,5	2733,5	2772,0	2810,5
	1638,5	1677,0	1715,5	1754,0		1761,5			1769,0		1807,5	1846,0								1884,5	1923,0	1961,5	2000,0		2007,5		

(40–43: „4 Wochen 11.Block"; 50–51: „2Wochen 12.Block"; 7–10: „4 Wochen 13.Block")

Im 5. Ausbildungshalbjahr findet der „Tag der Ethik" für die Auszubildenden im 3. Ausbildungsjahr statt. Ihr thematischer Schwerpunkt wird Ethik im Gesundheitswesen sein. Für die Vorbereitung und inhaltliche Ausarbeitung für den „Tag der Ethik" wird in diesem Ausbildungshalbjahr neben der „Ethischen Reflexionszeit" ein weiterer Schultag bereitgestellt.

Stundenverteilung für das Thema Ethik und Verteilung der ethischen Reflexionszeit im 6. Ausbildungshalbjahr:

6. Ausbildungshalbjahr

KW	15	16	17	18	19	20	21	22	23	24	25	26	27	28	29	30	31	32	33	34	35	36	37	38	39	40
Monat	April			Mai				Juni				Juli					August					September				
	5082,0	5120,5	5159,0	5197,5	5236,0	5274,5	5313,0	5351,5	5390,0	5428,5	5467,0	5505,5	5544,0	5582,5	5621,0	5659,5	5698,0	5736,5	5775,0	5813,5	5852,0	5890,5	5929,0	5967,5	6006,0	6044,5
	2849,0	2887,5	2926,0			2964,5	3003,0	3041,5	3080,0	3118,5	3157,0	3195,5														
	2015,0			2053,5	2092,0	2099,5		2107,0			2114,5															

(18–19: „2Wochen 14.Block")

Im 6. Ausbildungshalbjahr findet eine „Ethische Reflexionszeit" statt, dabei soll es um die letzten 21/2 Jahre gehen. Die Fragen die bearbeitet werden könnten sind:

- Welchen Nutzen habe ich davon ethisch sensibilisiert zu sein?
- Hat eine ethische Kompetenz in der heutigen Pflegepraxis eine Relevanz?
- Kann durch eine ethische Kompetenz der Pflegeberuf aufgewertet werden?

4.2   Inhalte und Methoden

Hier soll vorab die Frage erlaubt sein;

Wie viel Inhalte braucht man um eine ethische Kompetenz zu erlangen?

Es wird auffallen, dass zu den Themen keine große detaillierte Auflistung von Inhalten folgt. Die angegebenen Punkte dienen in erster Linie als Orientierung und Hilfestellung bei der Schwerpunktfestsetzung in den einzelnen Ausbildungshalbjahren. Diese Inhalte sind in den ersten drei Ausbildungshalbjahren zu vermitteln und sollten als eine Grundlage verstanden werden. Für viel wichtiger halte ich die Suche nach den vermittelten Inhalten in der Praxis, sowie deren Reflexion. Dieses Reflektieren und Suchen sollte sich über die gesamte Ausbildung hin ziehen. Denn eine ethische Kompetenz wird nicht in dem Ethikunterricht entwickelt, sondern in dem man versucht Ethik in seinem Handlungsfeld und seinen Handlungen zu erkennen.

Thema	Zeit	Methodische Anmerkung
Persönliches Menschenbild	**4 std.**	**1. Ausbildungshalbjahr** **Einführungsblock**
• Welches Menschenbild habe ich?		Methodische Anmerkung:
• Was bedeutet für mich „Mensch-Sein"?		Die aufgelisteten Fragen können für den Lehrenden als Orientierung dienen, um seinen Unterricht zu gestalten.
• Welchen Anspruch habe ich an Menschen im Umgang mit mir?		Ebenso könne die Fragen genutzt werden, für Einzelarbeit damit sich jeder selbst mit den Begriffen Menschenbild (persönlich/beruflich), Werte und Normen auseinandersetzt und sie für sich selbst definiert.
• Welche Bedeutung hat für mich das „Alt-Werden"?		Dies kann auch in Gruppenarbeit erfolgen oder sich daran anschließen. Es könnten sich durchaus noch weitere Fragen herauskristallisieren, die es im Rahmen der Themenbearbeitung notwendig machen beantwortet zu werden.
• Welche Bedeutung haben für mich Behinderungen?		Visuelle Darstellung :
• Welche Bedeutungen hat für mich Krankheit?		z.B. Collagen / Zeichnungen / Modelle
• Welche Bedeutung hat für mich Gesundheit?		
• Welche Bedeutung hat für mich Familie?		
• Welche Bedeutung hat für mich der Tod?		

Berufliches Menschenbild **4 std.**

- Menschenbild im Gesundheitswesen
- Menschenbilder der Pflege / Medizin /

  Institution

Werte und Normen **4 std.**

- Was sind meine persönlichen Werte?
- Was sind gesellschaftliche Werte?
- Werte des Gesundheitssystems
- Grundwerte
- Wertewandel
- Wertkonflikte
- Wie beeinflussen Werte und Normen

  mein/unser Handeln? ➔ Gewissen

Für den „Tag der Ethik" stellt diese Thematik den Schwerpunkt dar. Im

Einführungsblock fällt es den Auszubildenden häufig schwer, sich kreativ zu

entfalten was die Möglichkeiten der Präsentation betrifft. Daher könnte man

hier inhaltliche Richtungen und Präsentationsformen vorgeben.

Beispiele für Richtungen:

- Menschenbilder im Wandel der Jahrhunderte.
- Menschenbilder in der Religion
- Menschenbilder in unterschiedlichen Kulturen
- Menschenbilder im Gesundheitssystem

Beispiele der Präsentation:

- Visuelle Darstellung
- Vorträge evtl. mit anschließender Diskussion

Grundlagen und zentrale Begriffe der Ethik	4 std.	1. Ausbildungshalbjahr Block: 2
• Ethik, Moral, Ethos, Verantwortung, Gewissen • Ethische Kompetenz • Typen der Ethik • Deontologische / Teleologische Ethik • Bereichsethiken z.B. Pflegeethik u. Medizinethik		**Methodische Anmerkung:** Bei diesem Thema könnte man zunächst mit Lehrervorträgen und Lehrer – Schülergesprächen überwiegend arbeiten. Es soll hierbei um die zentralen Begriffe der Ethik gehen. Dafür bietet es sich an, verschiedene Definitionen zu betrachten, um zu erkennen worum es eigentlich geht. Durch einbeziehen von Fallgeschichten, zum Beispiel aus den Büchern „Klinische Ethik" und „Für alle Fälle…", können die häufig fließenden Übergänge von Pflegeethik zur Medizinethik, sowie rechtlichen Aspekten zu
Rechtliche Aspekte	2 std.	ethischen Aspekten deutlich werden. Weiter bekommen die Auszubildenden so den ersten Kontakt zu Fallgeschichten.
• Abgrenzung Recht und Ethik • Autonomie und Selbstbestimmungsrecht		

	2. Ausbildungshalbjahr
	Block: 4

Ethische Dilemmasituationen 2 std.

- Erfahrungen im persönlichen und beruflichen Bereich
- Gewissen und die Rolle des pflegerischen Fachwissens (evtl. mit Fallbezug)
- Verantwortliches Handeln in der pflegerischen Berufsausübung (evtl. mit Fallbezug)

Methodische Anmerkung:

Hier könnte man auf Erfahrungen der Auszubildenden aufbauen, oder mit Fallgeschichten arbeiten. Ebenso ist es denkbar, jemanden mit ethischen Erfahrungen aus der Praxis einzubeziehen, der zum Einen etwas zu ethischen Dilemmata und zum Andern zur ethischen Fallbesprechung sagen kann.

Die ethische Fallbesprechung 2 std.

- Möglichkeiten / Nutzen / Grenzen
- Pflegerisches Handeln und Entscheiden in ethischen Grenzsituationen

Ethische Ebene der Problemfelder/ Wertekonflikte in der pflegerischen Berufsausübung 2 std.

- Personale Ebene
- Strukturelle Ebene
- Kulturelle Ebene

Einführung in die Grundlagen und

Aufgaben der Pflegeethik.   **7 std.**

- Ethikkodizes (Berufsethos)
- ICN-Ethikkodex für professionell Pflegende
- Ethikkodex national / international
- Ethische Grundprinzipien:
- Bedeutung der ethischen Grundprinzipien für die Pflege

Ethische Entscheidungsmodelle   **7 std.**

- In der Medizin
- In der Pflege
  z.B.   die Modelle von Marianne Rabe und von Marion Großklaus-Seidel
- Der Prozess der Entscheidungsfindung

2. Ausbildungshalbjahr

Block: **4**

Methodische Anmerkung:

Hier könnte ein gemeinsam erarbeitetes Ergebnis das Ziel sein.

Zum Beispiel: Ein Flyer für die Stationen mit den Grundlagen und Aufgaben der Pflegeethik.

3. Ausbildungshalbjahr

Block: **6**

Methodische Anmerkung:

Hier sollten die Auszubildenden die Möglichkeit bekommen, mit ausgewählten ethischen Entscheidungsmodellen zu arbeiten. Dazu bieten sich wiederum Fallgeschichten an. Es könnten Gruppen gebildet werden, die alle denselben Fall mit einem anderen Modell bearbeiten und somit Vorteile und Nachteile der einzelnen Modelle finden.

Institutionelle ethische Gremien	**2 std.**	Eventuell besteht die Möglichkeit zu dem Thema institutionelle ethische Gremien, Beteiligte aus diesen Gremien zum Unterricht einzuladen.

- Ethikkommission

  Rechtliche Grundlagen

- Ethikkomitee

  Aufgaben, Ziele, Mitwirkung

Ethik in der Forschung	**4 std.**	Auch bei dem Thema Ethik in der Forschung könnte mit Gruppen gearbeitet werden. Da dieses Thema für das 2. Ausbildungsjahr der Schwerpunkt für den „Tag der Ethik" darstellt.

- Geschichtlicher Rückblick

  Vom Nürnberger Kodex zur

  Helsinki-Tokyo-Deklaration

- Rechtliche und ethische Probleme bei

  Forschung

- Ethische Grundsätze in der Forschung

  Medizinforschung

  Pflegeforschung

4.2.1 Weitere methodische Ideen zur Förderung der ethischen Reflexion

Ethischer Praxisauftrag

Die Ausbildungshalbjahre sollten einen ethischen Praxisauftrag enthalten. Diese dienen in den ersten zwei Halbjahren zur Vertiefung der erlernten ethischen Inhalte. Ab dem dritten Halbjahr sollte man gezielt nach ethischen Dilemmata in der Praxis fragen. Die Auszubildenden sollen für ethische Situationen in der Praxis sensibilisiert werden. Man sollte schon früh damit beginnen, die Praxis zu betrachten und zu hinterfragen. Zunächst in kleinen Schritten, orientiert am Ausbildungs- und Wissensstand.

Beispiele ethische Praxisaufträge:

1. Ausbildungshalbjahr

Praxisauftrag für den zweiten praktischen Einsatz

- Welches Verständnis vom Menschen erleben Sie auf der Station?
- Beschreiben Sie eine (positive oder negative) erlebte Situation auf Station! Benennen und begründen Sie die Werte und Normen, die Sie in dieser Situation erkannt haben!

2. Ausbildungshalbjahr

Praxisauftrag für den vierten praktischen Einsatz

- Beschreiben Sie anhand einer erlebten Situation, welche ethische Grundprinzipien darin zu erkennen sind und begründen Sie ihre Aussagen!
- Wie wird mit ethische Dilemma auf Station umgegangen?

3. Ausbildungshalbjahr

Praxisauftrag für den sechsten praktischen Einsatz

- Beschreiben Sie eine erlebte Situation, die Sie für ethisch fragwürdig hielten!
- Wie wurde mit ethisch fragwürdigen Situationen umgegangen?
- Welche Lösungen hätten Sie für diese Situation gehabt?

Der Praxisauftrag aus dem 3. Ausbildungshalbjahr könnte sich nun im 4. und 5. Ausbildungshalbjahr wiederholen. Da in diesem Zeitraum keine ethischen Themen weiter vermittelt werden müssen und pro Halbjahr nun zweimal eine ethische Reflexionszeit angeboten wird, könnte in diesen Halbjahren zwei Praxisaufträge gestellt werden. Hierfür bietet sich der achte, neunte, elfte und zwölfte praktischen Einsatz an.

Ethisches Lerntagebuch

Mit Hilfe eines ethischen Lerntagebuches kann man die Auszubildenden zur Reflexion anregen. Es gibt Ausbildungsstätten die mit einem allgemeinen Lerntagebuch arbeiten, damit die Auszubildenden sich ihren Lernschritten und Lernerfolgen bewusst werden. Hier könnte man spezielle Reflexionsfragen für das ethische Verständnis integrieren. Es könnte auch zur Dokumentation von ethischen Fragestellungen genutzt werden, welche im praktischen Arbeitsfeld aufgetreten sind und unbeantwortet blieben. Da in der Praxis häufig unklare Situationen auftreten können, ist es gut, wenn diese zeitnah protokolliert werden. Denn nach einigen Tagen oder Wochen fällt es häufig schwer diese Situationen konkret wiederzugeben. Bei der „Ethischen Reflexionszeit" könnten diese Erfahrungen ebenfalls thematisiert werden.

Ethikforum

Je nach Möglichkeiten der Schule (Ausstattung mit Computer) könnte ein Ethikforum gegründet werden, in dem sowohl Auszubildende als auch Mitarbeiter des Hauses sich über Ethik austauchen und informieren können. Die Betreuung dieses Forums könnte wiederum viele Perspektiven der Zusammenarbeit beinhalten. Zum Beispiel reger Austausch zwischen Auszubildenden und Ethikkomitee oder Ethikkommission des Hauses.

4.3 Problem und Schwierigkeiten

Die Förderung und Entwicklung einer ethischen Kompetenz ist sicherlich ein schwieriges Unterfangen. Denn hierfür muss erheblich mehr vorhanden sein, als ein Lehrplan der Themen und Inhalte vorgibt. Auch wenn der Raum von den Ausbildungsstrukturen her gegeben ist, sehe ich in drei elementaren Bereichen der Ausbildung Probleme und Schwierigkeiten. Bei diesen Bereichen handelt es sich um die Lehrenden, die Institution und die Praxis.

Die Lehrenden

Meinen Erfahrungen zufolge müssen Lehrkräfte an Pflegeschulen „Allrounder" sein. Viele der Themen die Unterrichtet werden, sind überwiegend theoretisch aufgearbeitet und nur selten auch praktisch gelebt und erlebt worden.
Bei der Förderung und Entwicklung der ethischen Kompetenz gehe ich deshalb davon aus, dass es vielen schwer fällt, auf eine ethische Kompetenz hin auszubilden. Für die meisten Lehrkräfte ist das Thema der Ethik eins wie jedes Andere, welches in den drei Jahren Ausbildung mit einem eventuellen vorgegebenen Stundenansatz unterrichtet wird. Man betrachtet den Lehrplan und die dazugehörigen Inhalte und versucht nach bestem Wissen das Thema zu bearbeiten. In wie weit sie selbst ethisch kompetent sind, oder es durch ihre Ausarbeitung werden, bleibt hier das große Fragezeichen. Sicherlich können sie die aufgelisteten Inhalte und Themen unterrichten, aber spätestens bei dem Umgang mit den ethischen Entscheidungsmodellen und der Reflexion der ethischen Dilemmata in der Praxis, bei denen sie als eine Art Moderator fungieren, wird erkennbar, dass ihr Wissen nicht auf Erfahrungen, sondern auf Theorie basiert. Auch glaube ich, dass durch den geringen persönlichen Bezug der Lehrenden zu dem Thema Ethik, nicht die ethische Kompetenzentwicklung im Vordergrund steht, sondern das Vermitteln von Inhalten den größeren Stellenwert hat.

Die Institution

Ein weiteres Problem liegt meines Erachtens in den Institutionen in denen Ausgebildet wird, damit sind die Schulen und die Kliniken gemeint. Die Auszubildenden erleben dort ethischen Dilemmata und nehmen wahr, wie mit ihnen umgegangen wird. Das heißt, legen die Institutionen selbst keinen großen Wert auf Ethik oder den Umgang mit ethischen Dilemmata, so werden auch die Auszubildenden dieses Verhalten früher oder später annehmen. Welche Haltung und welches Menschenbild eine Schule oder eine Klinik dem Menschen gegenüber hat, wird deutlich am Umgang mit den Schülern bzw. den Patienten. Ein authentisches, ethisches Auftreten einer Institution kann meiner Meinung nach mehr ethische Kompetenz bei Auszubildenden fördern, als das reine vermitteln theoretischer Inhalte im Unterricht. Klar ist aber auch, dass mehr dazu gehört, als sich ein Leitbild zu geben und dieses über die Eingangstür zu hängen.

Die Praxis

In der Praxis machen die Auszubildenden ihre praktischen Erfahrungen und lernen emotionaler als in der Schule. Sie arbeiten mit Menschen, die konkrete Ängste, Probleme und Sorgen haben und diese mitteilen. Die Auszubildenden erleben ethische Dilemmasituationen und wie damit umgegangen wird. In der Praxis ist kaum jemand für ethische Dilemmasituationen sensibilisiert und dadurch werden die Auszubildenden nicht bewusst darauf aufmerksam gemacht. Zudem können diese ethischen Situationen komplex und unangenehm für die Beteiligten sein, was die Thematisierung zusätzlich abschrecken lässt, wenn von Seite der Institution keine Rahmenbedingungen zur Thematisierung geschaffen wurden. (z.B. Ethikkomitee / Ethikberatung)

Fazit

Ein Stellenwert der Ethik und der ethischen Kompetenzentwicklung ist in der Pflegeausbildung nicht selbstverständlich oder generell vorhanden. Zu dem Stellenwert der Ethik als Thema ist zu sagen, dass hierfür in den meisten Fällen ein Raum gegeben wird. Dieser Raum wird jedoch, durch seine Inhalte oder Themengebundenheit, häufig nur zur Faktenvermittlung genutzt, als zur Kompetenzentwicklung. Die Fähigkeiten einer ethischen Kompetenz werden nicht gezielt gefördert und entwickelt. Denn ethische Kompetenz ist etwas Komplexes, es beinhaltet Reflexion der eigenen und fremden Haltungen und Werte, analytische und kommunikative Fähigkeiten, sowie Faktenwissen im theoretischen und praktischen Bereich. Durch die Lernfeldorientierung bekommt die Ethik, innerhalb der 3 Jahre Ausbildung, ebenfalls einen begrenzten zeitlichen Rahmen. Es sollte aber für die ethische Kompetenzentwicklung die ganzen 3 Jahre genutzt werden, denn eine ethische Kompetenz hat zunächst einmal etwas mit dem bewussten Auseinandersetzen der eigenen Haltung und Einstellung dem Menschen gegenüber zu tun. Daher sollte die Ausbildung die Möglichkeit bieten, sich bewusst mit sich selbst und dem beruflichen Umfeld zu beschäftigen und vor allem das Erlebte zu hinterfragen. Daher halte ich es für besser die Fähigkeiten der ethischen Kompetenz, gezielt und verteilt über die 3 Ausbildungsjahre, zu entwickeln. Man kann in der Ausbildung sicherlich keinen Ethik-Pflegeexperten ausbilden, aber es können hier wichtige Grundlagen und Fähigkeiten gefördert werden, die es braucht, um in der Praxis professionell mit ethischen Dilemmasituationen umzugehen.

Die intensive Auseinandersetzung mit dem Thema der Ethik ist und wird in Zukunft immer wichtiger für professionell Pflegende. Denn jede Berufgruppe die mit Menschen arbeitet sollte sich ihrer fachlichen und moralischen Verantwortung dem Menschen Gegenüber bewusst sein.

Literatur- und Quellenverzeichnis:

Dallmann, Hans-Ulrich (2001): Einführung in die Ethik. 1 Studienbrief.

Großklaus-Seidel, Marion (2002): Ethik im Pflegealltag. Wie Pflegende ihr Handeln reflektieren und begründen können. 1. Auflage. Stuttgart: Kohlhammer GmbH.

Hick, Christian (2007): Klinische Ethik. Heidelberg: Springer Medizin Verlag.

Rabe, Marianne (2005): >>Für alle Fälle… <<. Arbeit mit Fallgeschichten in der Pflegeethik. In: Arbeitsgruppe >>Pflege und Ethik<< der Akademie für Ethik in der Medizin e.V. (Hrsg.) 2005. Seite 131-143.

Kirchhof, Steffen (2007): Informelles Lernen und Kompetenzentwicklung für und in beruflichen Werdegängen. 1. Auflage. Münster: Waxmann Verlag GmbH.

Körtner, H.J. Ulrich (2004): Grundkurs Pflegeethik. 1. Auflage. Wien: Facultas Verlag.

LAG Baden-Württemberg und Sozialministerium Baden-Württemberg (2004): Vorläufiger Landeslehrplan Baden-Württemberg für die Ausbildung zur „Gesundheits- und Krankenpflegerin" oder zum „Gesundheits- und Krankenpfleger" und zur „Gesundheits- und Kinderkrankenpflegerin" oder zu „Gesundheits- und Kinderkrankenpfleger". Stuttgart

Ministerium für Arbeit, Soziales, Familie und Gesundheit Rheinland-Pfalz (Hrsg.) (2005): Rahmenlehrplan und Ausbildungsrahmenplan für die Ausbildung in der Gesundheits- und Krankenpflege und Gesundheits- und Kinderkrankenpflege des Landes Rheinland – Pfalz. Mainz

Staatsinstitut für Schulqualität und Bildungsforschung (Hrsg.) (2005): Lehrplanrichtlinien für die Berufsfachschule für Krankenpflege und für Kinderkrankenpflege Ausbildung zur/zum Gesundheits- und Krankenpflegerin / Gesundheits- und Krankenpfleger / Gesundheits- und Kinderkrankenpflegerin / Gesundheits- und Kinderkrankenpfleger. München: Alfred Hintermaier Verlag.

Steinkamp, Norbert / Gordijn Bert (2005): Ethik in Klinik und Pflegeeinrichtungen. Ein Arbeitsbuch. 2. Auflage. Neuwied: Luchterhand.

www.**bundesrecht.juris**.de/bundesrecht/krpflaprv_2004/gesamt.pdf, (02.06.2008)

www.**dbfk**.de/verband/icn-ethikkodex-print.html, (02.06.2008)

ICN-Ethikkodex für Pflegende*

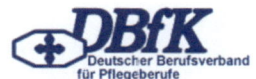

Erstmals wurde ein internationaler Ethikkodex für Pflegende 1953 vom International Council of Nurses (ICN) verabschiedet. Der Kodex wurde seither mehrmals überprüft und bestätigt. Diese Fassung ist die neueste Überarbeitung, die im Jahr 2005 abgeschlossen wurde.

Präambel

Pflegende haben vier grundlegende Aufgaben:
Gesundheit zu fördern, Krankheit zu verhüten, Gesundheit wiederherzustellen, Leiden zu lindern. Es besteht ein universeller Bedarf an Pflege.
Untrennbar von Pflege ist die Achtung der Menschenrechte, einschließlich des Rechts auf Leben, auf Würde und auf respektvolle Behandlung. Pflege wird mit Respekt und ohne Wertung des Alters, der Hautfarbe, des Glaubens, der Kultur, einer Behinderung oder Krankheit, des Geschlechts, der sexuellen Orientierung, der Nationalität, der politischen Einstellung, der ethnischen Zugehörigkeit oder des sozialen Status ausgeübt.
Die Pflegende übt ihre berufliche Tätigkeit zum Wohle des Einzelnen, der Familie und der sozialen Gemeinschaft aus; sie koordiniert ihre Dienstleistungen mit denen anderer beteiligter Gruppen.

Der ICN-Kodex

Der ICN-Ethikkodex für Pflegende hat vier Grundelemente, die den Standard ethischer Verhaltensweise bestimmen.

Elemente des Kodex

1. Pflegende und ihre Mitmenschen

Die grundlegende berufliche Verantwortung der Pflegenden** gilt dem pflegebedürftigen Menschen.
Bei ihrer beruflichen Tätigkeit fördert die Pflegende ein Umfeld, in dem die Menschenrechte, die Wertvorstellungen, die Sitten und Gewohnheiten sowie der Glaube des Einzelnen, der Familie und der sozialen Gemeinschaft respektiert werden.
Die Pflegende gewährleistet, dass der Pflegebedürftige ausreichende Informationen erhält, auf die er seine Zustimmung zu seiner pflegerischen Versorgung und Behandlung gründen kann.
Die Pflegende behandelt jede persönliche Information vertraulich und geht verantwortungsvoll mit der Informationsweitergabe um.
Die Pflegende teilt mit der Gesellschaft die Verantwortung, Maßnahmen zugunsten der gesundheitlichen und sozialen Bedürfnisse der Bevölkerung, besonders der von benachteiligten Gruppen, zu veranlassen und zu unterstützen.
Die Pflegende ist auch mitverantwortlich für die Erhaltung und den Schutz der natürlichen Umwelt vor Ausbeutung, Verschmutzung, Missachtung und Zerstörung.

2. Pflegende und die Berufsausübung

Die Pflegende ist persönlich verantwortlich und rechenschaftspflichtig für die Ausübung der Pflege, sowie für die Wahrung ihrer fachlichen Kompetenz durch kontinuierliche Fortbildung.
Die Pflegende achtet auf ihre eigene Gesundheit, um ihre Fähigkeit zur Berufsausübung zu erhalten und sie nicht zu beeinträchtigen.
Die Pflegende beurteilt die individuellen Fachkompetenzen, wenn sie Verantwortung übernimmt oder delegiert.
Die Pflegende achtet in ihrem persönlichen Verhalten jederzeit darauf, das Ansehen des Berufes hochzuhalten und das Vertrauen der Bevölkerung in die Pflege zu stärken.

Die Pflegende gewährleistet bei der Ausübung ihrer beruflichen Tätigkeit, dass der Einsatz von Technologie und die Anwendung neuer wissenschaftlicher Erkenntnisse vereinbar sind mit der Sicherheit, der Würde und den Rechten der Menschen.

3. Pflegende und die Profession

Die Pflegende übernimmt die Hauptrolle bei der Festlegung und Umsetzung von Standards für die Pflegepraxis, das Pflegemanagement, die Pflegeforschung und Pflegebildung.
Die Pflegende beteiligt sich an der Entwicklung beruflicher Kenntnisse, die auf Forschungsergebnissen basieren.
Durch ihren Berufsverband setzt sich die Pflegende dafür ein, dass sichere, sozial gerechte und wirtschaftliche Arbeitsbedingungen in der Pflege geschaffen und erhalten werden.

4. Pflegende und ihre Kolleginnen

Die Pflegende sorgt für eine gute Zusammenarbeit mit ihren Mitkolleginnen und mit den Mitarbeitenden anderer Bereiche.
Die Pflegende greift zum Schutz des Einzelnen, der Familie und der sozialen Gemeinschaft ein, wenn deren Wohl durch eine Kollegin oder eine andere Person gefährdet ist.

* Pflegende sind Personen, die eine Pflegeausbildung abgeschlossen haben. Sie sind berechtigt, in ihrem Land den Pflegeberuf auszuüben (vgl. ICN-Statuten, Art. 6).

** Zugunsten einer besseren Lesbarkeit des Textes wurde durchgehend die weibliche Form verwendet.

© 2006 Originaltext englisch (ICN Code of Ethics for Nurses)
Der ICN ist ein Zusammenschluss von 128 nationalen Berufsverbänden der Pflege und vertritt weltweit Millionen von Pflegenden. Seit 1899 ist der von Pflegenden für Pflegende geführte Verband die internationale Stimme der Pflege und macht sich zum Ziel, Pflege von hoher Qualität für alle sicherzustellen und sich für eine vernünftige Gesundheitspolitik weltweit einzusetzen. Internet: **www.icn.ch**

(http://www.dbfk.de/verband/icn-ethikkodex-print.html)

Der theoretische und praktische Unterricht umfasst folgende Themenbereiche:

1. **Pflegesituationen bei Menschen aller Altersgruppen erkennen, erfassen und bewerten**

   Die Schülerinnen und Schüler sind zu befähigen,
   - auf der Grundlage pflegewissenschaftlicher Erkenntnisse und pflegerelevanter Kenntnisse der Bezugswissenschaften, wie Naturwissenschaften, Anatomie, Physiologie, Gerontologie, allgemeine und spezielle Krankheitslehre, Arzneimittellehre, Hygiene und medizinische Mikrobiologie, Ernährungslehre, Sozialmedizin sowie der Geistes- und Sozialwissenschaften, Pflegesituationen wahrzunehmen und zu reflektieren sowie Veränderungen der Pflegesituationen zu erkennen und adäquat zu reagieren,
   - unter Berücksichtigung der Entstehungsursachen aus Krankheit, Unfall, Behinderung oder im Zusammenhang mit Lebens- und Entwicklungsphasen den daraus resultierenden Pflegebedarf, den Bedarf an Gesundheitsvorsorge und Beratung festzustellen,
   - den Pflegebedarf unter Berücksichtigung sachlicher, personenbezogener und situativer Erfordernisse zu ermitteln und zu begründen,
   - ihr Pflegehandeln nach dem Pflegeprozess zu gestalten.

2. **Pflegemaßnahmen auswählen, durchführen und auswerten**

   Die Schülerinnen und Schüler sind zu befähigen,
   - pflegerische Interventionen in ihrer Zielsetzung, Art und Dauer am Pflegebedarf auszurichten,
   - die unmittelbare vitale Gefährdung, den akuten oder chronischen Zustand bei einzelnen oder mehreren Erkrankungen, bei Behinderungen, Schädigungen sowie physischen und psychischen Einschränkungen und in der Endphase des Lebens bei pflegerischen Interventionen entsprechend zu berücksichtigen,
   - die Pflegemaßnahmen im Rahmen der pflegerischen Beziehung mit einer entsprechenden Interaktion und Kommunikation alters- und entwicklungsgerecht durchzuführen,
   - bei der Planung, Auswahl und Durchführung der pflegerischen Maßnahmen den jeweiligen Hintergrund des stationären, teilstationären, ambulanten oder weiteren Versorgungsbereichs mit einzubeziehen,
   - den Erfolg pflegerischer Interventionen zu evaluieren und zielgerichtetes Handeln kontinuierlich an den sich verändernden Pflegebedarf anzupassen.

3. **Unterstützung, Beratung und Anleitung in gesundheits- und pflegerelevanten Fragen fachkundig gewährleisten**

   Die Schülerinnen und Schüler sind zu befähigen,
   - Pflegebedürftige aller Altersgruppen bei der Bewältigung vital oder existenziell bedrohlicher Situationen, die aus Krankheit, Unfall, Behinderung oder im Zusammenhang mit Lebens- oder Entwicklungsphasen entstehen, zu unterstützen,
   - zu Maßnahmen der Gesundheitsvorsorge, zur Erhaltung, Förderung und Wiederherstellung von Gesundheit anzuregen und hierfür angemessene Hilfen und Begleitung anzubieten,
   - Angehörige und Bezugspersonen zu beraten, anzuleiten und in das Pflegehandeln zu integrieren,
   - die Überleitung von Patientinnen oder Patienten in andere Einrichtungen oder Bereiche in Zusammenarbeit mit anderen Berufsgruppen kompetent durchzuführen sowie die Beratung für Patientinnen oder Patienten und Angehörige oder Bezugspersonen in diesem Zusammenhang sicherzustellen.

4.   Bei der Entwicklung und Umsetzung von Rehabilitationskonzepten mitwirken und diese in das Pflegehandeln integrieren

Die Schülerinnen und Schüler sind zu befähigen,
- den Bedarf an pflegefachlichen Angeboten zur Erhaltung, Verbesserung und Wiedererlangung der Gesundheit systematisch zu ermitteln und hieraus zielgerichtetes Handeln abzuleiten,
- Betroffene in ihrer Selbständigkeit zu fördern und sie zur gesellschaftlichen Teilhabe zu befähigen.

5.   Pflegehandeln personenbezogen ausrichten

Die Schülerinnen und Schüler sind zu befähigen,
- in ihrem Pflegehandeln insbesondere das Selbstbestimmungsrecht und die individuelle Situation der zu pflegenden Personen zu berücksichtigen,
- in ihr Pflegehandeln das soziale Umfeld von zu pflegenden Personen einzubeziehen, ethnische, interkulturelle, religiöse und andere gruppenspezifische Aspekte sowie ethische Grundfragen zu beachten.

6.   Pflegehandeln an pflegewissenschaftlichen Erkenntnissen ausrichten

Die Schülerinnen und Schüler sind zu befähigen,
- sich einen Zugang zu den pflegewissenschaftlichen Verfahren, Methoden und Forschungsergebnissen zu verschaffen,
- Pflegehandeln mit Hilfe von pflegetheoretischen Konzepten zu erklären, kritisch zu reflektieren und die Themenbereiche auf den Kenntnisstand der Pflegewissenschaft zu beziehen,
- Forschungsergebnisse in Qualitätsstandards zu integrieren.

7.   Pflegehandeln an Qualitätskriterien, rechtlichen   Rahmenbestimmungen sowie wirtschaftlichen und ökologischen   Prinzipien ausrichten

Die Schülerinnen und Schüler sind zu befähigen,
- an der Entwicklung und Umsetzung von Qualitätskonzepten mitzuwirken,
- rechtliche Rahmenbestimmungen zu reflektieren und diese bei ihrem Pflegehandeln zu berücksichtigen,
- Verantwortung für Entwicklungen im Gesundheitssystem im Sinne von Effektivität und Effizienz mitzutragen,
- mit materiellen und personalen Ressourcen ökonomisch und ökologisch umzugehen.

8.   Bei der medizinischen Diagnostik und Therapie mitwirken

Die Schülerinnen und Schüler sind zu befähigen,
- in Zusammenarbeit mit Ärztinnen und Ärzten sowie den Angehörigen anderer Gesundheitsberufe die für die jeweiligen medizinischen Maßnahmen erforderlichen Vor- und Nachbereitungen zu treffen und bei der Durchführung der Maßnahmen mitzuwirken,
- Patientinnen und Patienten bei Maßnahmen der medizinischen Diagnostik und Therapie zu unterstützen,
- ärztlich veranlasste Maßnahmen im Pflegekontext eigenständig durchzuführen und die dabei relevanten rechtlichen Aspekte zu berücksichtigen.

9. Lebenserhaltende Sofortmaßnahmen bis zum Eintreffen der Ärztin oder des Arztes einleiten

Die Schülerinnen und Schüler sind zu befähigen,
- in akuten Notfallsituationen adäquat zu handeln,
- in Katastrophensituationen erste Hilfe zu leisten und mitzuwirken.

10. Berufliches Selbstverständnis entwickeln und lernen, berufliche Anforderungen zu bewältigen

Die Schülerinnen und Schüler sind zu befähigen,
- den Pflegeberuf im Kontext der Gesundheitsfachberufe zu positionieren,
- sich kritisch mit dem Beruf auseinander zu setzen,
- zur eigenen Gesundheitsvorsorge beizutragen,
- mit Krisen- und Konfliktsituationen konstruktiv umzugehen.

11. Auf die Entwicklung des Pflegeberufs im gesellschaftlichen Kontext Einfluss nehmen

Die Schülerinnen und Schüler sind zu befähigen,
- Entwicklungen im Gesundheitswesen wahrzunehmen, deren Folgen für den Pflegeberuf einzuschätzen und sich in die Diskussion einzubringen,
- den Pflegeberuf in seiner Eigenständigkeit zu verstehen, danach zu handeln und
- weiterzuentwickeln,
- die eigene Ausbildung kritisch zu betrachten sowie Eigeninitiative und Verantwortung für das eigene Lernen zu übernehmen,

12. In Gruppen und Teams zusammenarbeiten

Die Schülerinnen und Schüler sind zu befähigen,
- pflegerische Erfordernisse in einem intra- sowie in einem interdisziplinären Team zu erklären, angemessen und sicher zu vertreten sowie an der Aushandlung gemeinsamer Behandlungs- und Betreuungskonzepte mitzuwirken,
- die Grenzen des eigenen Verantwortungsbereichs zu beachten und im Bedarfsfall die Unterstützung und Mitwirkung durch andere Experten im Gesundheitswesen einzufordern und zu organisieren,
- im Rahmen von Konzepten der integrierten Versorgung mitzuarbeiten. Innerhalb dieser Themenbereiche sind jeweils verschiedene fachliche Wissensgrundlagen zu vermitteln. Bei der Planung des Unterrichts sind diese den einzelnen Themenbereichen zuzuordnen.

(http://www.bundesrecht.juris.de/bundesrecht/krpflaprv_2004/gesamt.pdf)

Autorenvita

Nach seiner Berufsausbildung zum Krankenpfleger am Theresienkrankenhaus Mannheim, arbeitete Francisco Cazorla Albrecht auf einer internistischen Allgemeinstation im St. Josef Krankenhaus Viernheim. Im Jahr 1999 verpflichtete er sich bei der Bundeswehr im Sanitätsdienst. Dort entwickelten sich seine Interessen hin zur Lehrtätigkeit. 2003 absolvierte er die Weiterbildung zum Lehrer für Pflegeberufe am Berufsfortbildungswerk München. In seiner anschließenden Beschäftigung, als Klassenleiter und Lehrkraft, hatte er zum ersten Mal Kontakt mit dem Thema Ethik in der Pflege. Gefesselt von dieser Thematik beschäftigte er sich, in einem berufsbegleitenden Studiengang zum Diplom-Pflegepädagogen (FH), intensiv mit dem Thema der Ethik und ethischen Kompetenzentwicklung in der Pflegeausbildung.